国家示范性高等职业院校课程改革教材

公共课

营养与健康

YINGYANG YU JIANKANG

杨胜刚　主编
邵世敏　主审

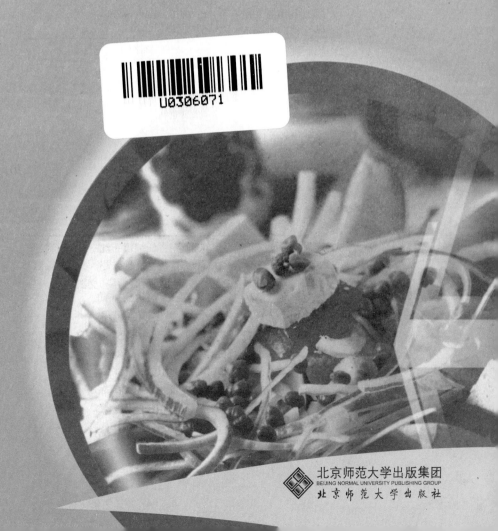

北京师范大学出版集团
BEIJING NORMAL UNIVERSITY PUBLISHING GROUP
北京师范大学出版社

图书在版编目(CIP)数据

营养与健康／杨胜刚主编.—北京：北京师范大学出版社，
2010.6（2013.2重印）

（全国示范性高等职业院校课程改革教材）

ISBN 978-7-303-10932-6

Ⅰ.①营… Ⅱ.①杨… Ⅲ.①营养卫生－关系－健康
Ⅳ.① R151.4

中国版本图书馆 CIP 数据核字（2010）第 062195 号

营 销 中 心 电 话	010-58802755 58800035
北师大出版社职业教育分社网	http://zjfs.bnup.com.cn
电 子 信 箱	bsdzyjy@126.com

出版发行：北京师范大学出版社 www.bnup.com.cn
北京新街口外大街 19 号
邮政编码：100875

印　　刷：北京京师印务有限公司
经　　销：全国新华书店
开　　本：184 mm × 260 mm
印　　张：11.25
字　　数：248 千字
版　　次：2010 年 6 月第 1 版
印　　次：2013 年 2 月第 3 次印刷
定　　价：28.00 元

策划编辑：沈 炜 宋淑玉　责任编辑：沈 炜 宋淑玉
美术编辑：李葆芬　　　　　装帧设计：赵 梅
责任校对：李 菡　　　　　责任印制：孙文凯

版权所有　侵权必究

反盗版、侵权举报电话：010-58800697
北京读者服务部电话：010-58808104
外埠邮购电话：010-58808083
本书如有印装质量问题，请与印制管理部联系调换。
印制管理部电话：010-58800825

序　言

《教育部关于全面提高高等职业教育教学质量的若干意见》（教高[2006]16 号）明确指出："高等职业教育作为高等教育发展中的一个类型，肩负着培养面向生产、建设、服务和管理第一线需要的高技能人才的使命。"探索可持续发展道路、构建高技能人才培养模式、开发特色教学资源，是高职院校的历史责任。

2007 年，贵州交通职业技术学院进入国家示范性高等职业院校建设单位。国家示范性院校建设的核心是专业建设，而课程和教材又是专业建设的重要内容之一。如何通过课程的建构来推动人才培养模式的改革和创新？教材编写工作又如何与学校人才培养模式和课程体系改革相结合？如何实现课程内容适合高素质技能型人才的培养？这均是学院示范性建设中的重要课题。

令人欣慰的是学院教师历经 3 年的不断探索和实践，为学院示范建设做出了功不可没的成绩。其中教材建设就是部分成果的体现，也是全体专业教师、一线工程技术人员共同的智

慧结晶和劳动成果。在这些教材中，既有工学结合的核心课程教材，也有专业基础课程教材。无论是哪种类型的教材，在编写中，学院都强调对教材内容的改革与创新；强调示范性院校专业建设成果在教材中的固化，强调教材为高素质技能型人才培养服务，强调教材的职业适应性。新教材的使用，必须根植于教学改革的成果之上，反过来又促进教学改革目标的实现，推进高职教育人才培养模式改革。

本教材与传统教材相比有以下三个方面的特点：

第一，该教材由原来传统知识体系的章节结构形式，改为工作过程的项目、模块结构形式；教材中的项目来源于岗位工作任务分析确定的工作项目所设计的教学项目，教材中的模块来源于完成工作项目的工作过程。

第二，教材的内容不再依据相关学科的理论知识体系，而来源于相应岗位的工作内容。教学内容的选取依据完成岗位工作任务对知识和技能的要求，建立在行业专家对相应岗位工作任务分析结果和专业教师深入行业进行岗位调研结果的基础上。教材注重学生的实践训练、培养学生完成工作的能力。

第三，教材不再停留在对课程内容的直接描述，而是十分注重对教学过程的设计，注重学生对教学过程的参与。在教材的各个项目之前，一般都提出了该项目应该完成的工作任务，该任务可能是学习性的工作任务，也可能是真实的工作任务。

在这些教材的编写过程中，也倾注了相关企业有关专家的大量心血和辛勤劳动，在此谨向他们表示衷心的感谢！由于开发时间短，教学检验尚不充分，错误和不当之处难免，敬请专家、同行指教。

贵州交通职业技术学院教材编写委员会

2009.11.20

贵州交通职业技术学院教材编写委员会

主　任：唐　好

副主任：李　皖　　卢正平　　王永福

顾　问：张润虎

委　员：刘　焰　　罗　筠　　刘　志　　陈文均　　王　毅

　　　　张玉杰　　王端祥　　王爱红　　周　青　　邵世敏

　　　　李　毅　　杨树枫　　韦生根　　张　平　　周　华

　　　　许慧芳　　曹云刚　　蒋直泉　　刘正发　　周　勇

　　　　田兴强　　杨明筑　　肖志红　　袁宗齐　　吴　薇

　　　　李晓南（贵州汽车修理公司总经理）

　　　　庞　涛（贵阳市汽车维修管理处高级工程师）

　　　　罗洪波（贵州省公路公司设备管理公司总经理）

　　　　王万海（贵阳万通环保防水有限公司）

　　　　刘永强（贵州省建设工程质量监督总站）

　　　　林永明（贵州省公路勘察设计院院长）

　　　　喻　红（广东省工程勘察院高级工程师）

前　言

　　健康是每个人的宝贵财富之一，长寿又健康是人们共同的愿望，人们对身心健康的重视也标志着社会的进步。现在，人们已经清醒地认识到长生不老是一个永远不能实现的梦想，因为它是违背自然规律的。在自然界中，所有的生物都有自己的生命周期极限。根据生物学原理推算，人的寿命应该为 100～150 岁。可是，在现实生活中，许多人活七八十岁就走到了生命的尽头。那么，能否把这丢失了的几十年的生命找回来呢？根据健康水平我们可将人群分为三大类：约 15％为健康人，70％～80％为亚健康人，而只有 10％为病人。人们的物质生活水平在不断提高，医疗设备与医疗水平也在不断改善，为什么还有那么多的亚健康的人与病人呢？其原因是与健康关系密切的五大因素正面临着挑战。第一个因素是营养问题，第二个因素是运动问题，第三个因素是心理问题，第四个因素是环境问题，第五个因素是生活习惯问题。

　　人的生理需要是多方面的，只有合理的膳食结构才能满足健康的需要，也就是说营养一定要均衡。要知道，一个人缺乏某些营养素或某些营养素过剩，都会引起一些疾病。18 世纪法国著名的思想家与哲学家伏尔泰提出了"生命在于运动"的名言，这与"流水不腐，户枢不蠹"是一样的道理。这就告诫人们要经常进行适量的运动。也有人把运动看做与阳光、空气、水一样的重要，把它看做是健康的源泉。一个人健康的标准，不仅要身体健康，还要心理健康，这才是真正的健康。要知道，一个人心理的好坏关系到生命的潮起潮落。所以，每个人要经常调适心理，做到心理平衡。人类的发展靠两个和谐相处，即人与人的和谐相处和人与自然的和谐相处。现在我们赖以生存的自然环境在不断恶化，空气、水遭到了污染；我们吃的食物因过量施用化肥而品质下降，且有不少还有农药残留，房屋装修中使用的很多材料也会造成室内的严重污染等。这些污染都在不知不觉中危害着人们的健康。

　　21 世纪对人类健康的最大威胁是什么？世界卫生组织告诫人们：21 世纪对人类健康的最大威胁是生活方式病。日益积累的不良生活习惯已经逐渐成为健康的隐患。

　　根据上面讲到的影响人类健康的五大要素，我们编写了本教材。其目的是让我们知道如何均衡营养，如何适量运动和制定运动处方，如何调适心态和做到心理平衡，如何规避不利环境和如何去寻找、选择、营造有利于健康的绿色环境，如何改掉不良生活习惯和养成健康文明的生活习惯。教材中所讲的内容是人人都可以做到的，做到了也就达到了养生保健、延缓衰老的目的，也就延长了健康年龄和生活自理能力的时段，从而使生命充满生机。开启健康之门的钥匙就在我们自己的手中，能及时开启健康之门的人，快乐人生 100 年就不会是梦想了。今天，我们把最好的礼物——健康知识奉献给健康和亚健康的人们，目的是让大家防病于未患。我们衷心希望人人都能享受到健康这一无形的财富，人人都有一个健康的身体、幸福的家庭，人人都有健康的身体去参与社会的竞争。

　　祝愿大家健康，祝愿大家事业成功。

编　者

赠 言

让健康成为习惯，使你健康一生

没有不好的食品，只有不好的膳食

运动使生命充满了活力和乐趣

乐观情绪是身心健康的灵丹妙药

送一份健康给你和你的家人、亲友……

目　录

第一章　什么是健康

第一节　健康概念

随着社会经济的发展，人们对健康的认识有一个不断发展、深化的过程。不同时期，人们赋予健康的内涵不尽相同。

1948 年世界卫生组织(WHO)成立后提出的健康不只是无病，而是生理—心理—社会的和谐状态，即健康的三要素概念。

20 世纪 90 年代，环境污染越来越严重，威胁着每一个人的健康，因此把环境因素也加进来，形成了健康的四要素概念，即健康是身体、心理、人际关系、环境四者的和谐统一与完善的状态。

21 世纪，随着人们对健康需求的日益增长，四要素健康仍不能满足人们对健康的全面要求，于是又提出了 21 世纪应当是"健、寿、智、乐、美、德"综合的"大健康"概念。

从健康概念的发展，可知人们对健康的愿望、要求在不断提高，不仅要有健康的完美状态，还希望长寿、智慧地活着、快乐地活着、活得洒脱等。

第二节　WHO 近年提出的 10 条健康标准

1. 精力充沛，能从容不迫地应付日常生活和工作；
2. 处事乐观，态度积极，乐于承担任务，不挑剔；
3. 善于休息，睡眠良好；
4. 应变能力强，能适应各种环境的变化；
5. 对一般感冒和传染病有一定抵抗力；
6. 体重适当，体态匀称，头、臂、臀比例协调；
7. 眼睛明亮，反应敏锐，眼睑不发炎；
8. 牙齿清洁，无缺损，无疼痛，牙龈颜色正常，无出血；
9. 头发光洁，无头屑；
10. 肌肉、皮肤富弹性，走路轻松。

第三节　影响健康的因素

一、环境因素

包括自然环境和社会环境因素(主要是人和自然环境的和谐统一)。

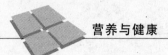

二、生物遗传因素

包括机体的生物学和心理学因素。

三、生活方式因素

随着物质生产的发展，人们生活水平的提高，影响人们健康的因素也在发生着变化。过去主要是像苍蝇、蚊子、病菌、病毒等生物因素危害人类健康；现在除了生物因素之外，心理因素、行为因素、环境因素、社会因素等，都成了影响人们健康的重要因素。从医学模式来讲，已经和正在由原来的单纯生物医学模式，向生物、心理、社会医学模式转变。特别是生活方式已成为影响现代人健康最直接、最密切的因素。

第四节　健康的四大基石

一、平衡的饮食

根据自己生活运动的需要，参考中国居民膳食指南及平衡宝塔的指导来合理摄取各种营养素。

二、良好的心态

乐观情绪是身心健康的灵丹妙药，保持平衡良好的心态可以提高生活质量。

三、充足的睡眠

人保持充足的睡眠能使身体细胞得到充分的修复和更新，这是身体健康的保证。每个人一天保持 8～9 小时的睡眠为宜。

四、适量的运动

适量的运动能调节身体各器官间的协调功能，激活全身细胞的活力，使身体排除毒素获得新的营养并消耗多余的能量，使生命具有活力。

第五节　生命状态的划分

一、健康

符合 WHO 近年提出的 10 条健康标准的即为健康。

二、亚健康

1. 疲劳

常常有人在完成了一天的工作之后，回到家里疲惫不堪，经过一夜的睡眠调整后仍不能解除疲劳状态，于是第二天又带着疲惫的身体，开始了新一天的工作。长期处于这种疲劳的状态就是亚健康状态的表现之一。这种疲劳不是由于工作负荷的突然增加而使机体在短时间内无法适应，而是机体的代谢和储备能力处于一种低下状态，不能满足机体日常活动所需。

2. 身体不适感

包括失眠、身体局部的不适、食欲差等。随着工作节奏的加快，生活压力的加大，人们容易紧张、苦闷。加之种种现实问题的困扰，许多人逐渐感到身体的不适感，如失眠头痛、胃胀等，但在医院检查的结果，却没有任何问题。造成躯体障碍的原因是长期紧张的工作和生活，使大脑的高级神经中枢和植物神经功能紊乱，除了头痛、胃胀外，还可出现呼吸、循环、内分泌、消化等多个系统的不适症状。

3. 心理压力

包括焦虑、紧张、抑郁等。身处亚健康状态的人在情绪上往往是很糟的。他们经常处在紧张、焦虑、抑郁、失意、愤怒、沮丧等恶劣情绪之中。心理上的巨大压力和躯体症状往往互为因果。躯体的不适影响了内分泌系统，以及身体上的不适，造成了心理压力，而心理压力反过来又可影响机体的应激及免疫能力，加重躯体的不适。

三、疾病

身体有明显不适感，在医院检查身体器官有器质性的改变。

四、死亡

人体以脑细胞死亡为生命终结的标准。

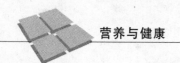
第二章　人体营养素的分类和功能

第一节　蛋白质——食物中生命的物质基础

蛋白质是化学结构复杂的一类有机化合物，是人体的必需营养素。蛋白质一词最早来源于德国，德语的意思是卵白或蛋清。其实，蛋白质并不只来源于蛋，所有动、植物性食物及生物体都含有蛋白质；蛋白质也不都是白色的，如血液中的血红蛋白是红色的，绿色植物中的叶绿蛋白是绿色的。蛋白质的英文源于希腊文"第一"的意思，表明蛋白质是生命活动中第一重要的物质。现代科学已证明，生命的产生、存在和消亡都与蛋白质有关，蛋白质是生命的物质基础，没有蛋白质就没有生命。

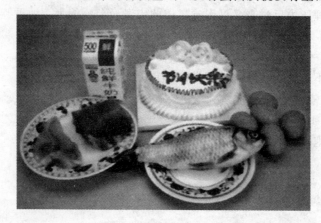

一、组成蛋白质的基本单位——氨基酸

蛋白质是由碳、氢，氧、氮四种主要元素组成的，有的蛋白质还含有硫和磷或其他元素，如血红蛋白含有铁，甲状腺球蛋白含有碘等。组成蛋白质的元素先按一定的结构组成氨基酸，再以肽键相连组成蛋白质。

有些氨基酸在人体内不能合成或合成速度不能满足身体需要，而必需从食物中获得的，称为"必需氨基酸"；另有一些氨基酸在体内可以合成，称为"非必需氨基酸"。非必需氨基酸切不可误解为不必需，只是它们可以在人体内合成，食物中缺少了也无关紧要。

人体必需氨基酸有九种：异亮氨酸、亮氨酸、赖氨酸、甲硫氨酸、苯丙氨酸、苏氨酸、色氨酸、缬氨酸和组氨酸。

非必需氨基酸主要有：丙氨酸、胱氨酸、谷氨酸、甘氨酸、脯氨酸、丝氨酸和酪氨酸等。

二、人为什么需要蛋白质

前面已经说过，没有蛋白质就没有生命，蛋白质之所以如此重要，主要是在体内有以下几个方面的功用。

(一)蛋白质是人体的"建筑材料"

蛋白质在人体内最重要的生理功用是构成和修补人体组织，如神经、肌肉、内脏、血液、骨骼，甚至指(趾)甲和头发都含有蛋白质。成年人体约含蛋白质16.3%，例如，一名体重60千克的成年人，蛋白质要占9.8千克，相当于人体体重去掉水分后的42%～45%。身体的生长发育、衰老组织细胞的更新、损伤后组织的修复，乃至疾病的康复，都需要蛋白质。所以每日都必须摄入一定量的蛋白质，作为构成和修补组织细胞的"建筑材料"。

(二)蛋白质是构成酶和激素的重要成分

人体的新陈代谢是通过成千上万的化学反应来实现的，这些反应都需要酶来催化。酶能在正常体温情况下，参加各种各样的生命活动，如肌肉收缩、血液循环、呼吸、消化、神经传导、感觉功能、能量转化、信息加工、生长发育、繁殖以及思维活动等。如果没有酶，生命活动就无法进行，而酶的化学本质就是蛋白质。调节生理功能的多种激素，如生长激素、促甲状腺激素、肾上腺素、胰岛素和促十二指肠液素等激素，也是由蛋白质或其衍生物构成的。所以，蛋白质具有调节生理功能的作用。

(三)构成抗体

血液中有一种称为抗体的物质，具有保护机体免受细菌和病毒的侵害，提高机体免疫力的作用，这种物质也是由蛋白质构成的。近年研制成功的干扰素(有抑制病毒和抗癌作用)就是一种蛋白质和糖的复合物。

(四)调节渗透压

正常人血浆与组织液之间水分的不断交换并保持平衡，与血浆中电解质的总量和肢体蛋白质的浓度有很大关系。在组织液与血浆电解质浓度相等时，两者间水分的分布就取决于血浆中蛋白质的浓度。若膳食中长期缺乏蛋白质，血浆蛋白质的含量便降低，血液内的水分便会过多地渗入周围组织，造成营养性水肿。

(五)供给能量

虽然蛋白质在体内的主要功用不是供给能量，但陈旧的或已经破损的组织细胞中的蛋白质也会不断分解而释放能量。另外，从食物中摄入的蛋白质有些不符合人体需要的，或者数量过多的，也将被氧化分解而释放能量。所以，蛋白质也有供给能量的功用。

三、蛋白质与人体抗病能力

人类历史反复证明瘟疫的流行与天灾人祸所造成的饥饿有密切关系。贫困儿童中肺结核的发病率比小康或富裕儿童中的发病率高。历史上，天花、痢疾、伤寒和霍乱等传染病的流行经常发生在城市贫民区，虽然居住过分拥挤和卫生条件差，有利于病原微生物传播，但反复感染和严重感染者常伴有营养不良。营养不良使机体的免疫力降低，对感染的敏感性增加。感染反过来又可造成营养不良，使感染加重。蛋白质营养不良对免疫器官的发育、细胞免疫和体液免疫功能都有重要影响。蛋白质营养不良可使胸腺萎缩，淋巴细胞不能分化成熟，细胞免疫功能低下，脾和淋巴结中的淋巴细胞也减少。

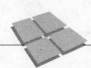

体液免疫是由另一组淋巴细胞——B细胞完成的，B细胞受微生物等抗原刺激后转化为可分泌抗体的浆细胞，而抗体就是一种蛋白质——免疫球蛋白（Ig），人体内大体上有五种，即IgG，IgM，IgA，IgE和IgD。严重的蛋白质营养不良，由于蛋白质来源不足，血清总蛋白、清蛋白（又称白蛋白）减少，免疫球蛋白的合成亦减少，机体抵抗力严重下降。所以说，蛋白质营养与人体抗病能力的关系十分密切。

四、食物蛋白质的质量有差别

人们所需要的蛋白质来源于多种食物，各种食物蛋白质的含量和质量是不一样的，也就是说营养价值不同。凡是蛋白质含量高、质量好的食物蛋白质，营养价值就高；蛋白质含量低、质量差的食物蛋白质，营养价值就低。

食物蛋白质的质量，取决于消化率和利用率。消化率指食物蛋白质摄入后，经消化，被吸收的数量或程度。例如，蛋类蛋白质的消化率为98％，即指摄入100克蛋类蛋白质有98克经消化被吸收到体内，有2克未被消化吸收，由粪中排出。食物蛋白质的消化率受人体和食物两方面因素的影响。人体因素有全身状态、消化功能、精神情绪、饮食习惯和感官状态以及对该食物是否适应等；食物因素除食物属性之外，还有诸如食物纤维、烹调加工方式，同时食用其他食物等影响，如大豆整粒进食时，蛋白质消化率仅为60％，加工成豆腐可提高到90％以上。在一般烹调加工情况下，乳类蛋白质的消化率为97％～98％，肉类蛋白质为92％～94％，蛋类蛋白质为98％，米饭及面制品蛋白质为80％左右，马铃薯为74％，玉米面窝头为66％左右。动物性蛋白质的消化率一般较植物性蛋白质高。这也是通常所说动物性食物比植物性食物营养好的原因之一。

利用率指吸收后的蛋白质被机体利用的数量或程度，通常用生物价（或称生物价值）来表示。例如，吸收100克鸡蛋蛋白质，在体内被利用94克，鸡蛋蛋白质的生物价就是94，也就是鸡蛋蛋白质的利用率。某种食物蛋白质的生物价愈大，则其蛋白质的利用率愈高。一般说来，动物性食物蛋白质的利用率高于植物性食物蛋白质，见表2-1。

表 2-1　几种食物蛋白质的生物价

蛋白质	利用率（生物价）	蛋白质	利用率（生物价）
鸡蛋蛋白质	94	熟大豆	64
鸡蛋白	83	扁豆	72
鸡蛋黄	96	蚕豆	58
脱脂牛奶	85	白面粉	52
鱼	83	小米	57
牛肉	76	玉米	60
猪肉	74	白菜	76
大米	77	红薯	72
小麦	67	马铃薯	67
生大豆	57	花生	59

五、氨基酸木桶学说

食物蛋白质的营养价值主要取决于其在体内的消化吸收率和利用率，利用率又取决于必需氨基酸组成（所含必需氨基酸的种类、数量和比例）。必需氨基酸组成接近人体需要的，利用率和营养价值均高；反之则低。有人将食物蛋白质的氨基酸比喻为木桶。木桶由多块板条组成，每块板条代表一种氨基酸。如其中一块板条高出桶口平面也无助于多装水；但其中一块板条若低于桶口平面，水将从这块低于桶口平面的板条流出。意思是说，食物蛋白质的某一种氨基酸过多无助于在体内装配成蛋白质，而某一种氨基酸过低则影响其他氨基酸在体内的利用，这里就有一个比例适当的问题。人们常常讲平衡膳食，从氨基酸木桶学说也可以看出膳食平衡的重要性。

六、食物多样好

如前所述，食物蛋白质的营养价值取决于组成蛋白质的氨基酸种类、数量和相互间的比例。凡是蛋白质的氨基酸种类齐全、数量充足、相互间比例适当的，生物价（即营养价值）就高，如乳中的酪蛋白、乳清蛋白，蛋类中的卵白蛋白、卵磷蛋白，肉类中的清蛋白、肌蛋白和大豆中的大豆蛋白等就属于生物价高的完全蛋白。而小麦和玉米中的胶蛋白，由于所含氨基酸种类不全或数量不足，生物价较低，属于半完全及不完全蛋白。若将生物价较低的食物蛋白质与生物价较高食物蛋白质混合食用，就可以提高蛋白质的生物价，这在营养学上称为蛋白质的互补作用，即两种或两种以上的食物蛋白质混合食用时，通过其所含氨基酸之间的取长补短，相互补充，从而提高食物蛋白质生物价，也就是提高食物营养价值的作用。如玉米、小米、大豆单独食用时，其蛋白质生物价分别为60，57，64，如按23％，25％，52％的比例混合食用，蛋白质生物价可提高到73；如将玉米、小麦、大豆混合食用，蛋白质的生物价也会提高。这是因为玉米、小麦、小米、大米蛋白质中赖氨酸含量都较低，蛋氨酸相对较高，而大豆中的蛋白质则恰恰相反，混合食用时两种氨基酸就可以取长补短，相互补充。日常生活中还有许多类似例子，如杂和面、糯米绿豆粥、金银卷子（用玉米粉、面粉等做成花卷状）、豆沙包、芝麻酱拌豆腐等。至于用面筋、腐竹、香干、豌豆、笋片、木耳、香菇等共同烹调而成的素什锦，以及"八宝粥"更是集植物蛋白质之大成。若在植物性食物的基础上再添加少量动物性食物，蛋白质的生物价还会提高。如小麦、小米、大豆、牛肉单独食用时，其蛋白质的生物价分别为67，57，64，76；若按39％，13％，22％，26％的比例混合食用，其蛋白质的生物价可提高到89。可见动、植物性食物混合食用比单纯植物性食物混合食用还要好。有些厨师常采用"外素内荤""荤素合一"的烹制方法，如锅塌豆腐、菜肉包、饺子等，尽管所加蛋或肉不一定很多，但较之纯素菜味道鲜美，也体现了动、植物蛋白质的互补作用。至于在代乳粉中加入少量蛋黄和奶粉，在婴儿食品中加些鱼粉或肉茸，不仅可提高蛋白质的生物价，还可补充一些铁和维生素。

食物混合食用时，为使蛋白质的互补作用得以发挥，一般需遵循以下原则：①食物的生物学属性愈远愈好，如动物性与植物性食物混食时蛋白质的生物价超过单纯植物性食物之间的混合。②搭配的食物种类愈多愈好。③各种食物要同时食用，因为单种氨基酸吸收到体内之后，一般要在血液中停留约 4 小时，然后到达各组织器官，再合成组织器官的蛋白质；而合成组织器官的蛋白质所需要的氨基酸必须同时到达。才能发挥氨基酸的互补作用，装配成组织器官的蛋白质。

七、每日需要多少蛋白质

每日需要的蛋白质的量，根据人的年龄、性别、生理状况、劳动强度以及自然环境的不同而有所区别。一般认为，在生长发育期的儿童，蛋白质需要量高一些，孕妇、乳母也因生理需要要高一些，还有某些慢性病和某些疾病的恢复期蛋白质供给量也应当多些。一般认为老年人的蛋白质需要量与中年人没有什么不同。中国营养学会提出的蛋白质推荐摄入量见表 2-2。

表 2-2　中国居民膳食蛋白质推荐摄入量

年龄（岁）	男（克／日）	女（克／日）
0～	1.5～3 克（千克体重／日）	1.5～3 克（千克体重／日）
0.5～	35	35
2～	40	40
3～	45	45
4～	50	50
5～	55	55
6～	55	55
7～	60	60
8～	65	65
9～	65	65
10～	70	65
11～	75	75
14～	85	80
18～		
轻劳动	75	65
中劳动	80	70
重劳动	90	80
孕妇		＋50～20
乳母		＋20
60～	75	65
70～	75	65
80～	75	65

例如，18 岁以上成年人（含老年人）每人每日蛋白质的推荐摄入量：轻体力劳动，男 75 克，女 65 克；中体力劳动，男 80 克，女 70 克；重体力劳动，男 90 克，女 80 克。

八、人体所需要的蛋白质从哪里来

人体所需要的蛋白质的来源，一是动物性食物，二是植物性食物。一般说来，动物性食物蛋白质含量高，如猪肉(肥瘦)含蛋白质约13％，禽肉约20％，禽肉高于猪肉；鱼含蛋白质也在20％左右；禽蛋含蛋白质约13％；牛奶(鲜)含蛋白质一般为3.5％左右。植物性食物蛋白质，除少数食物(如大豆)含蛋白质很高外，粮食、蔬菜、水果等蛋白质含量都比较低，如谷类一般含蛋白质6％～10％；蔬菜(叶菜)含2％左右。谷类蛋白质含量尽管不如动物蛋白质含量高，但谷类是人们的主食，摄入量多，所以仍是蛋白质的主要来源。

第二节　脂类——食物中的高能量物质

脂类是人体必需的一类营养素，是食物的重要成分，包括脂肪和类脂。通常所说的脂肪包括脂和油，常温情况下呈固体状态的称"脂"，呈液体状态的叫做"油"。脂和油都是由碳、氢、氧三种元素组成的，先组成甘油和脂肪酸，再由甘油和脂肪酸组成三酰甘油(又称甘油三酯)，也称"中性脂肪"。日常食用的动、植物油，如猪油、菜油、豆油、芝麻油等均属于脂肪和油，也就是说：日常的食用油就是脂肪。类脂指的是与脂和油很类似的物质，种类很多，主要有磷脂酰胆碱(又称卵磷脂)、鞘磷脂、胆固醇和脂蛋白等。

一、脂肪酸

(一)脂肪酸的分类

1. 根据所含碳原子数目分类

含2～4个碳原子的脂肪酸称为"短链脂肪酸"；含6～10个碳原子的脂肪酸称为"中链脂肪酸"；含12～24个碳原子的脂肪酸称为"长链脂肪酸"。

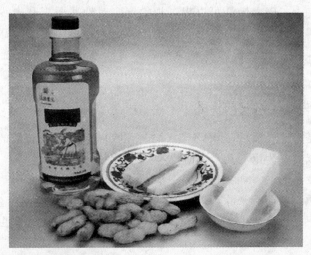

2. 根据碳链中有没有双键分类

在脂肪酸的碳链中没有双键的称为"饱和脂肪酸"；有双键的叫做"不饱和脂肪酸"；

含有一个双键的称为"单不饱和脂肪酸";含有多个双键的叫做"多不饱和脂肪酸"。

3. 根据双键出现的位置分类

在不饱和脂肪酸中根据第一个双键出现的位置又可分为 n-3 或 ω(欧米伽)-3 系和 n-6 或 ω-6 系以及 n-9 或 ω-9 系脂肪酸。如亚油酸(化学名为十八碳二烯酸)含两个双键,第一个双键出现在第六个碳原子上,属于 n-6 或 ω-6 系脂肪酸,又如 a-亚麻酸(化学名为十八碳三烯酸)含三个双键,第一个双键出现在第三个碳原子上,属于 n-3 或 ω-3 系脂肪酸。

4. 根据是否能在人体内合成分类

在这些脂肪酸当中,因人体内不能合成,而需从食物中摄取的脂肪酸,称为"必需脂肪酸";人体内可以合成,食物中缺少也无关紧要的脂肪酸叫做"非必需脂肪酸"。必需脂肪酸都是不饱和脂肪酸。目前已经肯定的必需脂肪酸有亚油酸和 a-亚麻酸。前者属于 n-6 系脂肪酸,后者属于 n-3 系脂肪酸。花生四烯酸也有必需脂肪酸的活性,可以在体内由亚油酸转而合成,所以不属于必需脂肪酸。

(二)必需脂肪酸在人体内作用

必需脂肪酸在人体内有多种生理功用。就目前所知,必需脂肪酸是构成细胞膜的重要成分,缺乏时可影响细胞膜的结构和功能;必需脂肪酸还与胆固醇的代谢以及精细胞的生成、前列腺素的合成等有关。由于它可以促进胆固醇的代谢,防止脂质在肝脏和动脉壁上的沉积,故对预防心血管疾病(主要是冠心病)有益。

EPA、DHA 是海鱼中含量比较丰富的两种长链多不饱和脂肪酸,EPA 的化学名是"二十碳五烯酸",DHA 的化学名为"二十二碳六烯酸"。就是说,含有二十个或二十二个碳原子、五或六个双键。二十碳五烯酸具有降血脂、预防动脉粥样硬化和防止心肌缺血的作用。二十二碳六烯酸对维护脑功能和视敏度有重要作用。大脑中,二十二碳六烯酸占总脂肪量的 $24\%\sim37\%$,对脑细胞的发育有重要作用。如果老年人脑组织中的二十二碳六烯酸水平较高,神经细胞"网络"的功能联系仍会趋好,即使脑细胞老化或死亡,也不会过早发生记忆力减退或出现老年痴呆的症状。另外,在视网膜神经细胞中,充足的二十二碳六烯酸可以提高视敏度,对幼儿弱视和青少年的近视也有预防作用。在日常膳食中多食用海产品,有助于补充人体所需的二十碳五烯酸、二十二碳六烯酸。目前媒体广泛宣传的深海鱼油就含有丰富的二十碳五烯酸和二十二碳六烯酸。

二、脂肪(脂类)在人体中的作用

脂肪(脂类)是人体必需的三大营养素之一,除以上必需脂肪酸的特殊作用外,在人体内的作用可以概括为以下几个方面:

(一)供给能量

脂肪是人体重要的能量来源,也是体内重要的储能物质,而且产生的能量高。1 克脂肪在体内完全氧化可以产生 37.7 千焦(9 千卡)能量,比糖类和蛋白质所产生的能量高 1 倍。

(二)构成组织成分

如细胞膜是由磷脂、糖脂和胆固醇等组成的类脂层;脑髓和神经组织含有磷脂和糖脂；胆固醇则是制造类固醇激素的必需原料。

(三)维持体温，保护脏器

脂肪是热的不良导体，在皮肤下面可阻止体热散失，起保温作用，有助于御寒；又可使吸收的外界能量不致传导到机体内部，起隔热作用。脂肪在器官周围像软垫，有缓冲机械冲击的作用，可保护和固定器官。

(四)促进脂溶性维生素吸收

维生素 A、维生素 D、维生素 E、维生素 K 不溶于水，而溶于脂肪或脂溶剂中，称脂溶性维生素。膳食中的脂肪可作为溶剂，促进其吸收。如在膳食中脂肪含量低的情况下，将影响蔬菜中胡萝卜素(在体内可转化成维生素 A)的吸收。

(五)增加饱腹感

脂肪在胃内停留时间较长，吃脂肪含量高的膳食，不容易饿。另外，脂肪可提高食物的感官性状。油较多的菜肴香味扑鼻，油炸的食物又脆又香，可增加食欲，所以，脂肪在日常生活中是不可缺少的。

三、素油和荤油

脂肪按来源分为动物脂肪和植物脂肪两大类，一般称动物脂肪为荤油，植物脂肪为素油。有人笼统认为动物脂肪就是饱和脂肪，植物脂肪就是不饱和脂肪，并据此来断定其好坏，其实并不确切。例如，鱼肝油是动物脂肪，但含不饱和脂肪酸很多；而椰子油是植物脂肪，却含饱和脂肪酸很多。可见油脂的营养价值并不在于它的来源如何，关键在于它本身含脂肪酸的种类及其饱和程度、维生素的含量、消化率的高低、储存性能等。几种常用油脂的营养特点如下：

(一)猪油

猪油也叫荤油或大油，用来炒菜比等量素油香，作糕点也酥软可口，炼好之后在室温之下仍是固体。这和它本身所含饱和脂肪酸较多有关系。猪油含胆固醇，但不含维生素 A 和维生素 D。消化率也比植物油略低。

(二)牛油和羊脂

牛油和羊脂是牛羊的体脂，也属于荤油，熔点比猪油还高，其消化和吸收率也就差些。不过用牛骨髓油炒面，吃法简便，风味独特，一直被认为是冬令补品，但所含胆固醇太高，高脂血症和冠心病患者不宜食用。

(三)黄油和奶油

黄油和奶油，都是从牛奶中提炼出来的，也是荤油。黄油和奶油含维生素 A 和维生素 D，它们本身呈乳融状小颗粒，因而容易被人体吸收和利用。吃西餐时常涂在面包片上食用，也常用于制作糕点、小饼，或加到煮好的菜蔬中调味。不过有一种特殊气味，有的人觉得很"香"，但中国人不习惯，何况很容易变质，如黄油氧化后颜色变深，发出一种臭味。黄油和奶油含饱和脂肪酸和胆固醇都较高，对高脂血症和冠心病患者不利，所以在市场上往往被用植物油制成的"人造黄油"所取代。

(四)植物油

芝麻油(香油)、豆油、花生油、菜子油、玉米油、葵花子油、茶油等植物油中含有较多的必需脂肪酸，可降低血中胆固醇，减少动脉硬化发生的危险性。

总的说来，素油与荤油相比，素油似乎对健康有益，但也并非多多益善，还是应当有个适宜的量。

四、胆固醇

(一)胆固醇在人体内的作用

很多人怕吃胆固醇高的食物，唯恐自己血液中的胆固醇水平太高，这有一定的道理。因为血清胆固醇增高时，高脂血症和冠心病的危险性增加。那么，是否就不该吃含胆固醇的食物了呢？答案是否定的。因为，胆固醇也是人体不可缺少的一种营养物质。

人体是由无数个细胞构成的，每个细胞都含有胆固醇。胆固醇存在于细胞的各种膜性结构中，嵌在磷脂双层之间，使这种膜结构富有流动性，这样才能发挥细胞膜结构的各种生理功能。如果没有胆固醇，细胞的生长、分裂、更新等一系列生理功能将无法正常进行，细胞很快就会死亡。

在神经系统中，神经纤维的外面有一层髓鞘，它是神经得以正常传导的结构基础，而神经髓鞘则是由胆固醇、鞘磷脂和神经糖苷脂等组成。动物的脑和脊髓之所以含胆固醇特别多，显然与其生理功能有关。

胆固醇在体内肝细胞酶作用下转变成胆汁酸盐，经胆道排入肠腔，对脂肪、脂肪酸、胆固醇、脂溶性维生素等有乳化作用，便于消化吸收。

胆固醇还是维生素 D 的前体物质。胆固醇的氧化产物 7-脱氢胆固醇，受到阳光中的紫外线照射后，可变成维生素 D_3。这是人体获得维生素 D 的一个重要途径，是预防佝偻病的有效措施。

此外，胆固醇能转变成类固醇激素。如在肾上腺内合成肾上腺皮质激素，在睾丸、卵巢内转变为睾酮、孕酮等性激素，而性激素则是维持生殖和性功能的重要激素。

因此，胆固醇也是人体所必需的。好在人体内所需要的胆固醇在没有外界供给的情况下可以全部在肝脏合成，合成量大约为 1 克/日。如果食物中提供一部分胆固醇，则体内合成量可相应地减少一些。尤其值得一提的是，含有胆固醇的食物都是动物性食物，有优质的蛋白质和许多其他营养素，因此，适量地摄入对机体是有利的。

尽管胆固醇也是人体需要的，但长期大量地摄入是不利于身体健康的，过多摄入胆固醇会使血清胆固醇升高，造成高胆固醇血症。高胆固醇血症是冠心病的重要危险因素，其原因是胆固醇能增加血管内膜的通透性，破坏血管的内皮细胞，促使中、内膜平滑肌细胞增生，进而诱发主动脉与冠状动脉的粥样硬化，造成血管狭窄。所以，对于先天性胆固醇代谢障碍以及已经有高胆固醇血症的人，应当限制胆固醇的摄入。对健康人来说，胆固醇也应限量。一般成年人胆固醇摄入量不宜超过 300 毫克/日。

(二)食物中胆固醇含量

含胆固醇低的食物有：所有植物性食物，禽蛋的蛋清、禽肉、乳品、鱼等。按照中国人的一般食谱，胆固醇的进食量多在 300 毫克/日左右或更低，按国外的标准属于低胆固醇膳食。由于食物中的胆固醇进入机体后大约只有 1/3 能被吸收，故每日吸收的外源性胆固醇只有 100 毫克左右，这对血清胆固醇水平的影响是不明显的。

胆固醇存在于动物性食物，植物性食物不含胆固醇。动物性食物中以动物的内脏、鱼子、蛋黄等含量高。胆固醇含量高的食物（300～500 毫克/100 克）主要有：猪肺、羊肝、鸡肝、鸭肝、猪肾、牛肉、羊肉、凤尾鱼、鲫鱼子、蟹黄、蚬等。胆固醇含量特别高的食物（500 毫克/100 克以上）主要有：猪脑、牛脑、羊脑，如 100 克猪脑含胆固醇高达 3 100 毫克。蛋类含量也特别高，特别是蛋黄，鸡蛋黄含胆固醇 1705 毫克/100 克、鸭蛋黄含胆固醇 1522 毫克/100 克。需要控制胆固醇的病人应避免吃这些食物。

五、脂肪适宜摄入量

脂肪的适宜摄入量，根据年龄不同有一定差别。婴幼儿适当高一些，随着年龄的增长，适度下降；14 岁以后饱和脂肪酸要控制在 10% 以下，单不饱和脂肪酸为 8%，多不饱和脂肪酸为 10%；n-6 系脂肪酸与 n-3 系脂肪酸之比控制为 4：1～6：1；胆固醇控制在 300 毫克/日以下。中国营养学会提出的脂肪适宜摄入量，见表 2-3。

表 2-3　中国居民膳食脂肪适宜摄入量（来源于脂肪的能量占总能量的百分比）

年龄（岁）	脂肪	饱和脂肪酸	单不饱和脂肪酸	多不饱和脂肪酸	n-6/n-3 系脂肪酸	胆固醇（毫克/日）
0～0.5	45～50				4：1	
0.5～	35～40				4：1	
2～	30～35				4：1～6：1	
7～	25～30				4：1～6：1	
14～	25～30	<10	8	10	4：1～6：1	
成人	20～30	<10	10	10	4：1～6：1	<300
老年	20～30	6～8	10	8～10	4：1	<300

第三节　糖类——食物中最经济的能量物质

糖类是由碳、氢、氧三种元素组成的一大类化合物，因氢和氧的比例和水一样，故又名碳水化合物。

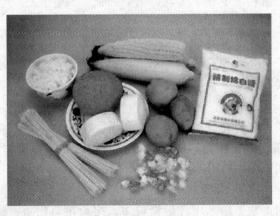

一、糖类的分类

糖类按化学结构可分为单糖、双糖和多糖。

(一)单糖

最简单的糖类。通常根据单糖所含碳原子的数量分为三碳糖、四碳糖、五碳糖和六碳糖。其中六碳糖在自然界中分布最广。单糖具有甜味，易溶于水，可不经消化直接被机体吸收和利用。常见的有：

1. 葡萄糖

是人体最重要的一种单糖。血液中的糖就是葡萄糖。主要存在于植物性食物中，动物性食物中也有。

2. 果糖

是最甜的一种糖，其甜度为蔗糖的 1.75 倍。果糖多存在于水果中，蜂蜜中含量最多。在体内吸收后可转变为葡萄糖。

3. 半乳糖

是乳糖的分解产物。甜度低于葡萄糖，更低于果糖，在体内吸收后也转变为葡萄糖。

(二)双糖

由 2 个分子单糖脱水缩合而成。易溶于水，但需分解为单糖后才能被吸收利用。常食用的有：

1. 蔗糖

由 1 个分子葡萄糖和 1 个分子果糖缩合而成。在甘蔗、甜菜中含量很高。白糖、红糖和砂糖都是蔗糖。

2. 麦芽糖

由 2 个分子葡萄糖缩合而成。在谷类种子萌发的芽中含量较多，尤以麦芽中含量最高，故名为麦芽糖。含淀粉的食物在口腔中经唾液淀粉酶的作用，可部分地被分解为麦芽糖。人们吃米饭、馒头时，在慢慢咀嚼中感到的甜味就是麦芽糖。

3. 乳糖

由 1 个分子葡萄糖和 1 个分子半乳糖缩合而成。只存在于动物的乳汁中，甜味只及蔗糖的 1/6，较难溶于水。

(三)多糖

由数百乃至数千个葡萄糖分子组合而成。无甜味，不易溶于水，经消化酶的作用可分解为单糖。主要有：

1. 淀粉

日常膳食的主要成分。在豆类、坚果类和薯类中含量丰富。淀粉无甜味，也不易溶于冷水，加热即膨胀为糊状物，易被淀粉酶消化，分解为糊精、麦芽糖和葡萄糖，最后以葡萄糖的形式被吸收利用。

2. 糊精

淀粉分解的中间产物。糯米中含糊精较多。淀粉在消化酶、酸和高温作用下，可分解为糊精。例如烤面包或馒头时表面形成一层焦黄或棕黄色硬皮，煮米粥时表面形成的黏性膜，都是淀粉变成的糊精。糊精在肠道中有利于乳酸杆菌的生长，能减少肠内细菌的腐化作用。小儿腹泻时常给烤焦馒头片吃，就是利用这种作用。

3.糖原

也称动物淀粉，指存在于动物体内的淀粉，是动物在体内储存糖类的一种形式。存在于肝脏、肌肉和其他组织中。当摄入糖类或脂肪过多时，多余的就转变为糖原，储存于肝脏和肌肉中；当体内缺糖时，糖原就分解为葡萄糖，供机体需要。

4.纤维素和果胶

纤维素是植物的骨干，分布于植物的根、茎、叶、花、果和种子及谷粒的外壳。纤维素不能被人体消化吸收，但可刺激胃肠蠕动，帮助排便。果胶原存在于未成熟的水果中，水果成熟后，果胶原变成果胺，吸收后可形成胶冻。果胶在消化道内虽然不能被消化，但能吸收水分使大便变软，有利于排便。

二、糖类在人体内的作用

糖类是三大营养素之一，是人体必需的一大类营养素，在体内的主要作用有以下几个方面：

（一）供给能量

是糖类最主要的作用。肌肉中的肌糖原是肌肉活动最有效的能量来源。心脏的活动也主要靠磷酸葡萄糖和糖原氧化供给能量。神经系统除葡萄糖外，不能利用其他营养物质供给能量，葡萄糖是大脑的唯一能源，是脑力劳动的物质基础。脑是永远不会休息的，它的代谢率极高，所需要的氧量、血量比其他组织都高。成人脑重仅为体重的 2%，但所需要的氧量和血量分别为全身氧量和血量的 20% 和 $14\%\sim15\%$。葡萄糖有氧代谢是脑的唯一能源，脑细胞储存的葡萄糖极少，时刻依赖血液供给的葡萄糖。血糖低于正常水平就会影响脑功能，甚至造成昏迷。

（二）构成神经组织成分

所有神经组织和细胞都含有糖类。作为生物遗传物质基础的脱氧核糖核酸（DNA）就含有核糖，它是一种五碳糖。

（三）保肝、解毒

肝糖原储备较充足时，肝脏对由某些化学毒物（如四氯化碳、酒精、砷）以及由各种致病微生物感染引起的毒血症有较强的解毒能力。因此保证糖的供给，保持肝脏中含有充足的糖原，在一定程度上可保护肝脏免受有害因素的损害，并可保持肝脏的正常解毒功能。

（四）抗生酮作用

脂肪在体内氧化靠糖类提供能量。当糖类供给不足，身体因病（如糖尿病）不能利用糖类时，所需能量将大部分由脂肪供给；而当脂肪氧化不全时，即可产生酮体，这是一种酸性物质，在体内积存过多即可引起酸中毒。所以糖类有抗生酮、防止酸中毒的作用。

第四节　维生素——食物中维持生命的要素

维生素是人体必需的一类营养物质。体内不能合成或合成的数量不能满足机体的

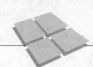
需要，必须由食物供给。维生素并不产生能量，也不构成机体成分，但在物质代谢中发挥重要作用。人体缺乏维生素会引发各种各样的疾病。

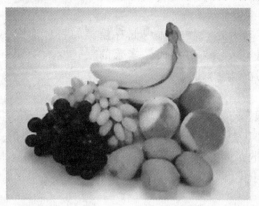
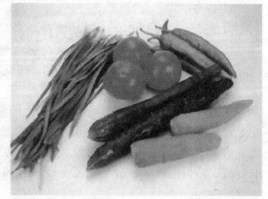

　　维生素按溶解性分为脂溶性维生素和水溶性维生素两大类。脂溶性维生素包括：维生素 A、维生素 D、维生素 E 和维生素 K，水溶性维生素包括：B 族维生素和维生素 C，B 族维生素包括：维生素 B_1、维生素 B_2、维生素 B_6、维生素 B_{12}、烟酸、泛酸、叶酸、生物素和胆碱。

一、脂溶性维生素

（一）维生素 A

1. 维生素 A 的来源

　　维生素 A 又名视黄醇。人们日常生活中的维生素 A 有两个来源，一个是来源于动物性食物中的视黄醇；另一个是来源于植物性食物中的 β-胡萝卜素。β-胡萝卜素是维生素 A 的前体，吸收后在体内可以转化成维生素 A。但 β-胡萝卜素在人体内的消化率和转化率都很低。一般从植物性食物中摄入的 β-胡萝卜素仅有 1/3 被人体吸收，而吸收后的 β-胡萝卜素只有 1/2 被转化为维生素 A。也就是说，β-胡萝卜素进入人体后只有 1/6 能转化成维生素 A 被人体吸收。

　　由于人体的维生素 A 有两个来源，所以，在计算膳食维生素 A 摄入总量时，通常将 β-胡萝卜素折合成维生素 A。膳食中的维生素 A（视黄醇）加上 β-胡萝卜素折算成的维生素 A（视黄醇），即膳食中维生素 A（视黄醇）的总量，用"视黄醇当量"表示，单位用微克，换算方法如下：

　　1 微克视黄醇当量＝1 微克视黄醇＝6 微克 β-胡萝卜素

　　1 微克 β-胡萝卜素＝0.167(1/6)微克视黄醇

　　1 国际单位维生素 A＝0.3 微克视黄醇＝1.8 微克 β-胡萝卜素

　　1 微克视黄醇＝3.3 国际单位维生素 A

2. 维生素 A 在人体内的作用

　　(1)构成视网膜细胞内视紫红质的成分。视紫红质是人们从亮处进入暗处时，能看清物体的一种重要成分。如维生素 A 缺乏，视网膜细胞内视紫红质含量下降，从亮处进入暗处或黄昏时就看不清东西，这便是"夜盲症"，民间称为"雀目眼"。

　　(2)维护皮肤和呼吸道、消化道、泌尿道黏膜等上皮细胞的完整。维生素 A 缺乏时上皮细胞退化，黏膜分泌减少，出现皮肤干燥、粗糙、毛囊角化，眼结膜干燥、发炎等病变；由于呼吸道黏膜受损，这又是容易感冒的原因之一。

（3）促进生长发育。这可能与维生素 A 促进蛋白质合成和骨骼细胞的增生有关，维生素 A 缺乏将导致儿童、青少年生长发育不良，特别是骨骼发育不好，将影响长高。

（4）增强免疫力。由于维生素 A 有增强免疫力的作用，因此，维生素 A 缺乏时机体免疫力下降，客易发生上呼吸道感染，特别是儿童表现更为明显。

3. 维生素 A 含量丰富的食物

维生素 A 在动物肝脏中含量最高，鱼肝油常作为维生素 A 制剂。蛋黄、牛奶、奶油中含量也很丰富。许多蔬菜、水果都含有 β-胡萝卜素，而黄、绿色蔬菜如胡萝卜、南瓜、西葫芦、辣椒和菠菜等含量更为丰富。

（二）维生素 D

维生素 D 包括两种物质：麦角钙化固醇（维生素 D_2）和胆钙化固醇（维生素 D_3）。两者具有相同的生理功能。自然界中有些植物含麦角固醇，动物体内含 7-脱氢胆固醇，这两种物质是维生素 D 的前体，在日光紫外线照射下可分别生成维生素 D_2 和维生素 D_3。

维生素 D 的主要生理功能：促进钙和磷在小肠内的吸收和在肾小管内的重吸收，维持血液中钙和磷的正常浓度，促进骨骼和牙齿的钙化。

儿童缺乏维生素 D 会发生佝偻病，表现为骨骼变软、变形，如方头、肋骨串珠、"O"型腿、"X"型腿、"K"型腿等；成年人缺乏维生素 D 会发生骨软化症和骨质疏松症。据调查，我国北方新生儿佝偻病发病率为 42.1%，南方为 11.2%，这与南方儿童比北方儿童接触阳光较多有关。骨质疏松如今已成为一个严重的公共卫生问题，据调查我国有 8400 万人患骨质疏松症，约占总人口的 6.6%，其中 60～75 岁老年妇女高达 50%。

多数食物维生素 D 含量较少。奶油、鸡蛋、动物肝脏和海鱼等食物含量较多，但这些食物在日常膳食中只占很少一部分，所以，多接触日光增加自身体内维生素 D 的生成有重要意义。

过量摄入维生素 D 可以引起中毒。维生素 D 中毒症状包括肾、心和其他脏器钙化、高钙血症、食欲减退以及视力下降等。中国营养学会建议每日可耐受最高摄入量为 20 微克。维生素 D 的需要量或摄入量还常用国际单位（LU）表示，两者可按 1 微克＝40 国际单位换算。

（三）维生素 E

维生素 E 因与生育功能有关，所以也叫生育酚。维生素 E 在自然界存在着八种形式，四种生育酚和四种生育三烯酚，其中以 α-生育酚的活性为最高。人体内所有的细胞膜都含有维生素 E。

维生素 E 是一种抗氧化剂，在体内的主要功用是作为抗氧化物预防体内多不饱和脂肪酸发生氧化反应生成自由基，防止自由基对人体的损害，对延缓衰老，预防心脑血管疾病和癌症有益。

维生素 E 广泛存在于各类食物中，人体维生素 E 缺乏极为少见。维生素 E 主要存在于各种油料种子中；某些谷类、坚果类和绿叶蔬菜中也含有一定数量；动物性食物，如鱼肝油、蛋黄、奶油中也含有维生素 E。

(四)维生素 K

维生素 K 参与肝脏合成凝血蛋白，还能调控其他凝血因子的合成。缺乏维生素 K 会导致机体的凝血时间延长。

维生素 K 存在于绿叶蔬菜和动物的肝脏中。人体所需维生素 K 量的一半可由肠道中的正常菌群合成，另一半则从食物中获得。鉴于此种原因，临床上尚未见到严重的维生素 K 缺乏症。

表 2-4　中国居民膳食脂溶性维生素参考摄入量表

年龄(岁)	维生素 A			维生素 D		维生素 E
	RNI(微克) 视黄醇当量	UL(微克) 视黄醇当量		RNI(微克)	RL(微克)	AI(微克)
0~	400(AI)	—		10	—	3
0.5~	400(AI)	—		10	—	3
1~	500			10	—	4
4~	600	2 000		10	20	5
7~	700	2 000		10	20	7
11~	700	2 000		5	20	10
	男　女					
14~	800　700	2 000		5	20	14
18~	800　700	3 000		5	20	14
50~	800　700	3 000		10	20	14
孕妇						
早期	800	2 400		5	20	14
中期	900	2 400		10	20	14
晚期	900	2 400		10	20	14
乳母	1 200	—		20	20	14

二、水溶性维生素

(一)维生素 B_1

维生素 B_1 是 B 族维生素中最早分离出来的一种维生素，因为在它的分子结构中含有氨基和硫，所以又叫硫胺素。它在人体内的主要生理功能是作为一种酶的成分参加糖类的代谢。糖类在体内氧化可以产生能量，这在前面已经提到。但糖类在体内氧化必须有维生素 B_1 参加，如果膳食维生素 B_1 供给不足，糖类就不能顺利氧化，也就不能顺利产生能量。人体能量不足，必将严重影响工作能力，特别是将严重影响神经系统和心脏的功能，因为糖类是神经系统和心脏唯一的能源物质。因此，当膳食维生素 B_1 摄入不足时，轻者表现为肌肉乏力、精神淡漠、食欲减退、工作能力下降；重者会发生"脚气病"。"脚气病"并非我国北方人所说的"脚气"或者香港人所说的"香港脚"。"脚气"和"香港脚"实际上是脚癣；而"脚气病"是由于维生素 B_1 缺乏引起的神经系统代谢紊乱，表现为下肢多发性神经炎，出现下肢疼痛、麻木、水肿及肌肉麻痹，所以，早年称之为脚气病，并沿用至今。实际上，脚气病不仅限于下肢，有的重症病人会出现心脏扩大、心力衰竭。

维生素 B_1 主要来源于粮食，特别是粗粮含量很丰富。动物内脏、瘦肉以及禽蛋等含量也较丰富。茶叶中有一种称为鞣酸的化合物具有抗维生素 B_1 的作用，可影响对维生素 B_1 的吸收。因此，如果老年人的膳食中维生素 B_1 含量低，又大量饮茶，则很容易发生维生素 B_1 缺乏。

机体几乎不储存维生素 B_1，因此需要每天从食物中获得。摄入过量会随尿液排出体外，无任何毒性作用。

（二）维生素 B_2

维生素 B_2 又称核黄素。作为一种酶的成分，参与蛋白质、脂肪和糖类的代谢。通常，维生素 B_2 缺乏症与其他 B 族维生素缺乏症同时发生。虽然维生素 B_2 缺乏症并不引起特定的疾病，但是机体缺乏此种维生素会引起一系列代谢紊乱的临床表现，常见口角炎、角膜炎及脂溢性皮炎等。

维生素 B_2 含量丰富的食物主要是动物性食物，如畜肉、禽肉、鱼、蛋、奶及奶制品，其中畜禽肝中含量较高。绿叶蔬菜含维生素 B_2 并不高，但以植物性食物为主的人群仍是重要来源。

（三）烟酸

烟酸又名尼克酸，是细胞呼吸辅酶烟酰胺腺嘌呤二核苷酸和烟酰胺二核苷酸磷酸的组成成分。这两种辅酶作为载体参与细胞呼吸及糖类、脂肪和蛋白质的代谢。缺乏烟酸会发生癞皮病，其典型症状表现为皮炎、腹泻和痴呆。

人体可以将一种叫做色氨酸的氨基酸转变为烟酸。从膳食中摄入的 60 毫克色氨酸可以转变为 1 毫克烟酸。因此，在计算膳食中烟酸含量时均以烟酸当量（NE）作单位，即膳食中的烟酸（毫克）加上膳食中色氨酸（毫克）除以 60 之和＝烟酸（毫克）＋色氨酸（毫克）÷60。

至今尚未发现因摄入过量烟酸引起中毒的报道，烟酸毒性反应主要见于临床用大剂量烟酸治疗高脂血症病人出现的副反应。主要表现为血管扩张、胃肠道反应、肝功能异常等。中国营养学会建议每日膳食对烟酸的可耐受最高摄入量为 35 毫克当量。

烟酸广泛存在于动、植物性食物中，多数含量不高，但全谷、豆类、花生及肉类，特别是动物肝脏中含量很丰富。

（四）维生素 B_6

维生素 B_6 在化学上有三种形式：吡哆醇、吡哆醛和吡哆胺。这三种形式在体内都能转变为维生素 B_6 的活性形式磷酸吡哆醛，主要参与氨基酸代谢。现已证明脂肪肝、高胆固醇血症、总脂质蓄积与缺乏维生素 B_6 有关。因此，维生素 B_6 在降低慢性病方面的作用已引起人们的关注。

缺乏维生素 B_6 会出现脂溢性皮炎、失眠、步行困难及神经精神症状等。蛋白质摄入量高会加速维生素 B_6 缺乏症的发生。

血清中各氨基酸草酰乙酸转氨酶正常功能的发挥需要维生素 B_6。老年人体内该酶的水平要比年轻人低，表明老年人血清中磷酸吡哆醛水平较低。老年人小肠黏膜的分泌功能比较低，小肠中的酸度也降低，因此，对维生素 B_6 的吸收较差。此外，老年人肠道中正常菌群所产生的维生素 B_6、维生素 B_{12} 及叶酸也较少。

(五)叶酸

叶酸是在 20 世纪 40 年代从菠菜中分离提取而得名。由于叶酸在膳食中的重要性逐步被认识，特别是叶酸与出生缺陷、心血管疾病及肿瘤关系研究的逐步深入，叶酸已成为很重要的维生素。叶酸在体内参与多种生物活性物质的合成，如脱氧核糖核酸（DNA）、核糖核酸（RNA）、肾上腺素、胆碱等，参与氨基酸代谢等多种重要生化过程。

叶酸缺乏会发生巨幼红细胞贫血，红细胞出现异常与缺乏维生素 B_{12} 所引起的恶性贫血类似。怀孕早期缺乏叶酸是引起胎儿神经管畸形的主要原因。叶酸缺乏还会引起高同型半胱氨酸血症，而高同型半胱氨酸血症是心血管疾病的重要危险因素。老年人对叶酸吸收较差，应注意额外补充。

(六)维生素 B_{12}

维生素 B_{12} 是抗恶性贫血的维生素，它含有微量元素钴，故也称钴胺素。在体内以辅酶的形式参与生化反应。缺乏时可引起巨幼红细胞贫血，引起神经系统损害，表现为精神抑郁、记忆力下降、四肢震颤等精神症状；还可引起高同型半胱氨酸血症，而高同型半胱氨酸血症不仅是心血管疾病的重要危险因素，并可对脑细胞产生毒性而造成神经系统损害。有 10%～30% 的老年人对食物中的维生素 B_{12} 吸收较差，最好通过含维生素 B_{12} 的营养补充剂加以补充。

动物性食物，如海产品、肉、鸡蛋和牛奶等是维生素 B_{12} 的良好来源。植物性食物几乎不含有维生素 B_{12}。因此，严格吃素的人，容易发生维生素 B_{12} 缺乏。

(七)维生素 C

维生素 C 缺乏会引起坏血病，所以也叫抗坏血酸。维生素 C 在体内有多种生理功能，对维持牙齿、骨骼、血管的正常功能有重要作用。维生素 C 参与新陈代谢，增强机体对疾病的抵抗能力，并有解毒作用。此外，维生素 C 还具有促进铁吸收的作用。维生素 C 也是一种抗氧化物，与维生素 E 有协同，组成机体强大的自由基防御体系，对自由基氧化损伤有防御作用，有助于延缓衰老、预防癌症和心血管等慢性疾病。维生素 C 缺乏常表现为虚弱、关节肿胀、皮下出血、牙齿松动、牙龈出血及伤口愈合不良等。

维生素 C 主要来源于蔬菜和水果。青菜、韭菜、菠菜、柿子椒等深色蔬菜中维生素 C 含量较多。水果类中柑、橘、红果、柚子和枣等维生素 C 含量特别丰富。野生的刺梨、沙棘、猕猴桃、酸枣等中含量尤为丰富。维生素 C 溶于水，接触空气中的氧和烹调加热时破坏较多。因此，在烹调加工时应注意减少损失。

三、每人每日需要多少水溶性维生素

每人每日摄入多少水溶性维生素为好，中国营养学会提出的膳食水溶性维生素参考摄入量，见表 2-5。

表 2-5　中国居民膳食水溶性维生素参考摄入量

年龄 （岁）	维生素 B_1（毫克）	维生素 B_2（毫克）	维生素 B_6（毫克）	维生素 B_{12}（毫克）	维生素C （毫克）	泛酸 （毫克）	叶酸 （微克）	烟酸 （毫克）	胆碱 （毫克）	生物素 （毫克）
0～	0.2	0.4	0.1	0.4	40	1.7	65	2	100	5
0.5～	0.3	0.5	0.3	0.5	50	1.8	80	3	150	6
1～	0.6	0.6	0.5	0.9	60	2.0	150	6	200	8
4～	0.7	0.7	0.6	1.2	70	3.0	200	7	250	12
7～	0.9	1.0	0.7	1.2	80	4.0	200	9	300	16
11～	1.2	1.2	0.9	1.8	90	5.0	300	12	350	20
14～	1.5 男 1.2 女	1.5 男 1.2 女	1.1	2.4	100		400	15 男 12 女	450	25
18～	1.4 男 1.3 女	1.4 男 1.2 女	1.2	2.4	100	5.0	400	14 男 13 女	500	30
50～	1.3	1.4	1.5	2.4	100	5.0	400	13	500	30
孕妇										
早期	1.5	1.7	1.9	2.6	100	6.0	600	15	500	30
中期	1.5	1.7	1.9	2.6	130	6.0	600	15	500	30
晚期	1.5	1.7	1.9	2.6	130	6.0	600	15	500	30
乳母	1.8	1.7	1.9	2.8	130	7.0	500	18	500	35

水溶性维生素在体内不太会蓄积，一般过量中毒的可能性很小，但也不是多多益善，有些过量对身体也会产生不利影响。例如，大剂量维生素C可以造成渗透性腹泻，所以也还是规定了可耐受最高摄入量。如规定维生素 B_1 为 50 毫克，维生素 B_6 儿童为50 毫克、成人为100 毫克，维生素 C 成人为 1 000 毫克，叶酸成人为 1 000 微克。

第五节　矿物质——生命不可缺少的元素

食物中大约有 22 种矿物质是人体维持健康所必需的。根据人体的需要量将这些矿物质分为宏量元素和微量元素两类。人体对宏量元素的需要量为 100 毫克/日以上，而对微量元素的需要量为 100 毫克/日以下。

一、钙——骨骼和牙齿的重要成分

成年人体内钙的总含量为 1 000～2 000 克，占体重的 2％左右。大约 99％的钙分布于骨骼和牙齿中，仅 1％存在于肌肉和细胞中。血液中的钙不及人体总钙量的0.1％。甲状腺、甲状旁腺和肾脏分泌的激素能将血钙浓度维持在恒定的范围内，不受膳食钙摄入量的影响。

钙的主要功能是构成骨骼和牙齿。此外，血液的凝固、很多酶的激活以及维持神经、肌肉的正常功能都需要钙。

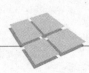

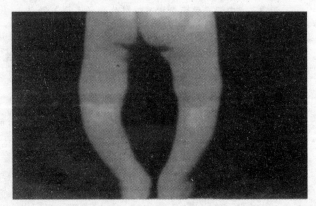

人体对钙的吸收率为 10％～40％。影响钙吸收的因素较多，如随年龄的增长，钙吸收率逐渐降低；机体中缺乏维生素 D 会降低钙的吸收率；小肠中脂肪浓度太高，会与钙结合为不溶性的皂化物，也影响钙的吸收；植物性食物如粮食中的植酸和蔬菜中的草酸能与钙形成螯合物，降低钙的吸收。但乳糖、氨基酸等又能促进钙的吸收。

中国营养学会建议成年人应摄入钙为 800 毫克／日。但是，营养调查发现大多数成年人每日对钙的摄入量仅仅是中国营养学会建议量的一半。钙的摄入量长期不足是发生骨质疏松症的主要原因之一。中国营养学会建议钙可耐受最高摄入量为 2000 毫克／日，钙过多会增加肾脏负担，并可干扰其他营养素的吸收。

牛奶是钙的良好来源，牛奶约含钙 120 毫克／100 克，且易于吸收。虾皮、虾米、海带等食物中钙含量也很高。此外，绿叶蔬菜、豆类、坚果类以及各类食物中也含有一定量的钙。

二、镁与心脏病

人体内大部分的镁存在于骨骼中，大约占体内总镁量的 71％，其余的镁分布于全身的每个细胞中。镁是多种酶的激活剂，参与体内许多重要代谢过程，对于维持细胞的正常功能具有重要的作用。人如果长期摄入镁不足会出现动脉阻塞、心律失常、心脏病、高血压及能导致糖尿病的胰岛素抵抗。

镁广泛存在于食物中。在正常情况下人体不会缺乏镁。导致人体缺乏镁的主要原因是膳食中的钙、磷和蛋白质的含量过高，致使对镁的吸收减少。

中国营养学会建议 18 岁以上成年人（含老年人）镁的摄入量以 350 毫克／日为宜。可耐受最高摄入量为 700 毫克／日。镁含量丰富的食物有豆类、坚果类、土豆和蘑菇等。

三、铁缺乏与缺铁性贫血

成年人体内大约含有 5 克铁。虽然量较少，但是在细胞呼吸以及血红蛋白运输氧气的过程中发挥很重要的作用。铁缺乏可以导致缺铁性贫血。

一般来说，膳食中的铁只有 5％～10％被吸收。如果机体处于铁缺乏状态，则对铁的吸收率会增加到 10％～20％。大部分铁在小肠上段的酸性环境中被吸收。维生素 C 与铁结合形成可溶性的复合物，有利于对铁的吸收。磷酸、草酸和植酸能与铁结合成为难溶解的螯合物而影响对铁的吸收。钙能与这些物质结合，因而钙具有促进铁吸收的作用。

人体所需的铁来源于动物性食物中的血红素铁和植物性食物中的非血红素铁。前者吸收率较高，人对畜肉和内脏中铁的吸收率达22％，而人对植物性食物中铁吸收率则在5％以下。肉类食物还可以促进其他食物中铁的吸收，因此应该将动物性食物和植物性食物混合食用以提高对铁的吸收率。含铁丰富的食物有动物的肝脏和血、瘦肉、鱼和虾等；植物性食物中以豆类含铁较多。

四、碘缺乏与缺碘性甲状腺肿

成年人体内含有10～20毫克碘，主要存在于甲状腺中。碘是甲状腺激素的组成成分。甲状腺激素对人体的能量代谢、生长发育和智力发育起着极为重要的作用。机体缺乏碘时甲状腺激素水平下降，甲状腺体肿大以便于从血液中吸收更多的碘，最终导致甲状腺肿大。摄入碘50～75微克/日可以预防碘缺乏症。为预防缺碘性甲状腺肿，我国普遍应用加碘盐。

中国营养学会建议18岁以上成年人应摄入碘150微克/日。可耐受的最高摄入量为1 000微克/日。海产品中含碘量颇高，如海带、紫菜、鲜海鱼、干贝、渍菜、海参、海蜇等。

五、锌与生长发育

锌至少参与200多种酶的结构和功能，参与人体内多种生化代谢活动，是胰岛素的组成成分。锌缺乏症主要表现为生长发育受阻、性成熟延迟、伤口愈合缓慢、味觉和嗅觉敏锐度减低以及智力发育差。

人体从食物中摄入锌为10～20毫克/日，其中只有2～3毫克被吸收。干扰锌吸收的膳食因素主要是植物性食物中的植酸和纤维。植酸可以与锌结合成难以溶解的复合物而降低对锌的吸收率，如不发酵的面食中植酸含量很高，长期食用可能引起锌缺乏症。此外，经常吃精致加工的食品很容易发生临界锌缺乏症。

中国营养学会建议18岁以上成年男子（含老年人）应摄入锌15.5毫克/日，成年女子（含老年人）为11.5毫克/日。对锌可耐受的最高摄入量：成年男子为45毫克/日，成年女子为37毫克/日。畜肉、动物肝脏、海产品尤其是牡蛎、核桃、黄豆和鸡蛋是锌的良好食物来源。以植物性食物为主的膳食一般不能提供足够的锌。

六、氟与骨骼和牙齿

氟能降低骨骼中骨盐的溶解度，摄入适量的氟有助于机体对于钙和磷的利用及其在骨骼中的沉积，促进骨骼的骨化，故对骨质疏松症的预防有一定的作用。氟还能够预防牙齿发生龋齿。

中国营养学会建议18岁以上成年人（含老年人）摄入氟以1.5毫克/日为宜，可耐受最高摄入量为3.0毫克/日。过量摄入氟会使牙釉发生斑釉，牙质变脆及牙面出现斑块。所有食物都含有微量的氟，海产品和茶叶中的氟含量很丰富。一杯茶中有0.1～0.2毫克的氟，因此，常常饮茶可以获得很可观的氟。

七、铜与贫血

铜与铁一起参与血红蛋白合成。铜还是多种酶的组成成分，参与体内许多代谢反应，对神经系统的代谢和骨骼的构造都有重要的作用。人体内有 70～150 毫克的铜，所有组织都含有铜，以肝脏、肾脏及心肌中浓度最高。

人体缺乏铜可使机体对铁的吸收率降低，血红蛋白合成也随之减少，从而导致低色素小细胞性贫血。铜具有维持心血管系统完整性的作用。缺铜还可以使骨骼失去钙和磷，使骨质变脆，容易发生骨折。

中国营养学会建议 18 岁以上成年人（含老年人）摄入铜以 2.0 微克/日为宜，可耐受最高摄入量为 8.0 微克/日。铜广泛分布于食物中。铜含量高的食物有干酵母、牡蛎、龙虾和动物肝脏等。谷类、家禽、鱼、坚果类中铜的含量中等。

八、铬与糖尿病

铬在葡萄糖和脂肪代谢中有十分重要的作用。人体缺乏铬会引起脂质代谢异常，促进动脉硬化，也会引起糖尿病。

中国营养学会建议 18 岁以上成年人（含老年人）铬的适宜摄入量为 50 微克/日，可耐受最高摄入量为 500 微克/日。含铬丰富的食物有动物肝脏、牛肉、小麦、大米、玉米、蛋类、萝卜及豆类等。

九、硒与克山病

人体所有的细胞都含有硒，肾脏中硒含量最高。硒的主要功能是与维生素 E 一起参与谷胱苷肽过氧化物酶的功能。该酶具有抗氧化作用，能预防自由基攻击细胞膜上的脂肪，防止发生脂质过氧化反应，对延缓衰老、预防癌症和心血管等慢性病有好处。

中国营养学会建议 18 岁以上成年人（含老年人）应摄入硒 50 微克/日，可耐受最高摄入量为 500 微克/日。动物食物是硒的良好来源，其中鱼、肉、鸡蛋等含硒量很高。植物性食物中硒含量取决于该地区土壤中硒的含量。

中国营养学会推荐的宏量元素和微量元素参考摄入量见表 2-6、表 2-7。

表 2-6　中国居民膳食宏量元素参考摄入量（毫克/日）

年龄（岁）	钙	磷	钾	钠	镁
0～	300	150	500	200	30
0.5～	400	300	700	500	70
1～	600	450	1 000	650	100
4～	800	500	1 500	900	150
7～	800	700	1 500	1 000	250
11～	1 000	1 000	2 000	1 200	350
14～	1 000	700	2 000	1 800	350
18～	1 000	700	2 000	2 200	350

续表

年龄（岁）	钙	磷	钾	钠	镁
50～	1 000	700	2 000	2 200	350
孕妇　中期	1 000	700	2 500	2 200	400
晚期	1 200	700	2 500	2 200	400
乳母	1 200	700	2 500	2 200	400

表 2-7　中国居民膳食微量元素参考摄入量(/日)

年龄（岁）	铁（毫克）	碘（微克）	锌（毫克）	硒（微克）	铜（毫克）	铬（微克）	钼（微克）	氟（毫克）
0～	0.3	50	1.5	15	0.4	10		0.1
0.5～	10	50	8.0	20	0.6	15		0.4
1～	12	50	9.0	25	0.8	20	15	0.6
4～	12	90	12.0	25	1.0	30	20	0.8
7～	12	90	13.5	35	1.2	30	30	1.0
11～男	16	120	18.5	45	1.8	40	40	1.2
女	18		15.0					
14～男	20	150	19.0	50	2.0	40	40	1.4
女	25		15.5					
18～男	15	150	15.0	50	2.0	50	50	1.5
女	20		11.5					
50～	15	200	11.5	50	2.0	50	50	1.5
孕妇早	15	200	11.5	50				
中	25	200	16.5	50				
晚	35	200	16.5	50				
乳母	25	200	21.5	65				

第六节　膳食纤维——人体消化系统不可缺少的清洁工

一、什么是膳食纤维

膳食纤维又称食物纤维，本来它可以视为一种多糖，鉴于它在营养学上的重要意义，在这里再做一些解释。

膳食纤维至今还没有一个权威的定义，可以这样理解：各种食物的可食部分，除糖类、脂肪、蛋白质、维生素、矿物质等营养成分外，还有许多非营养成分，其中包括一定量的纤维成分，主要有纤维素、半纤维素、木质素、果胶等，统称为"膳食纤维"。实际上"膳食纤维"也是一种糖类，但不能被吸收利用。据研究，缺乏膳食纤维的膳食是许多疾病(结肠癌、憩室性疾病、高胆固醇血症、淤血性心脏病、糖尿病、便秘及痔疮等)的直接或间接病因。

二、膳食纤维的功能

(一)预防结肠癌

高脂肪食物如肉类(特别是牛肉)会使肠内厌氧菌大量繁殖,使中性或酸性类固醇,特别是胆酸、胆固醇及其代谢产物降解。粪便中增多的胆酸等代谢产物可能是致癌物质。膳食纤维可抑制厌氧细菌的活动,促进嗜氧细菌的生长,使大肠中胆酸的生成量减少。膳食纤维还可稀释肠内的有毒物质,使粪便变软,缩短通过肠道的时间,从而防止致癌物质与易感的肠黏膜之间的长时间接触,减少产生癌变的可能性。

(二)改善憩室病症状

憩室病常见于乙状结肠,老年人多见。主要表现为左下腹胀,反复发作。膳食纤维少者,肠内容物通过肠道时间延长,肠内压力增高,易患憩室病。补充膳食纤维可降低肠内压力,从而改善憩室病症状。

(三)预防胆石形成,降低血脂水平

大部分胆石是由于胆汁内胆固醇过度饱和所致。当胆汁酸与胆固醇失去平衡时,就会析出小的胆固醇结晶而形成胆石。膳食纤维可降低胆汁和血清中胆固醇的浓度,从而使胆汁胆固醇饱和度降低,胆石的患病率也随之减少。膳食纤维还可降低血脂,但只有某些可溶性膳食纤维,如果胶、豆胶的降脂作用较为明显,而非溶性膳食纤维,如麦麸、蔗糖渣、合成纤维素等则无此作用。

(四)影响血糖水平,减少糖尿病患者对胰岛素的依赖作用

经常食用多纤维膳食者,空腹血糖水平或口服葡萄糖耐量曲线都低于少食用者。糖尿病患者服用果胶或豆胶,可观察到餐后血糖上升幅度有所降低。当采用杂粮、麦麸、豆类及蔬菜等含纤维和糖类多的膳食时,糖尿病患者的尿糖量及需要胰岛素的剂量均可减少。

(五)防止能量过剩和肥胖

多纤维膳食可增加胃内容物容积而有饱腹感,从而可减少摄入的食物量和能量,有利于控制体重,防止肥胖。

膳食纤维尽管有多种有益于健康的作用,但也不是越多越好,而应当有一个适宜的量,不能过多,否则会出现腹部胀气、大便次数过多等不适现象,并且可造成一些必需微量元素(如锌、铁)的吸收率下降,造成这些元素的不足或缺乏。这在我国以植物性食物为主的膳食尤为重要。已发现我国儿童缺锌、缺铁与植物性食物摄入量过多、动物性食物摄入量不足有一定关系。另外,由于不同人群饮食习惯差别很大,不同的年龄、不同生理特点对增加膳食纤维的反应也不一样,因此难以提出膳食纤维的适宜摄入量。如果知道自己膳食纤维摄入不足,一般也不需要专门补充纤维(如琼脂)来增加其摄入量,因为各种纤维的功用不一样,而且专门增加某一类纤维是否有效也很难确定。因此补充膳食纤维的方法以增加谷类食品尤其以全谷类食品为宜,如全麦面包、粗造的大米、全玉米等。同时多吃各种蔬菜水果,从而预防疾病,维持健康。

第七节　水——生命的载体

生命的诞生,或许只是为了储存水分,其实水的质量就是生命的质量,人体约

70％是由水组成的。事实上水参与了人的整个生命过程，几乎体内各种生命活动如消化、吸收、循环、排泄等都需要水的参与。水也是把养分传送到全身各部分的主要运输载体，水有助于维持正常体温，携带废物排出体外，因此，每天补充经由汗及尿液损失掉的水分是很重要的。要使身体功能正常，每天必须喝8杯水。切记我们的身体可以大约5周不进食，但不能5天以上不喝水。人体缺乏5％的水会口渴，而缺乏15％的水就会威胁生命。

现代人的食物中常是极度缺水的，而一般的自来水又缺乏活性而导致利用率大大下降，这也是人类疾病增加的一个重要原因。

人体内的营养代谢是在体液中进行的，而体液是由水、电解质、低分子有机化合物和蛋白质组成，广泛分布于组织细胞内外，构成人体的内环境。体内不存在纯水，而是溶解了多种有机物和无机物的溶液，称为体液。在一般情况下，一个人每天的需水量在2 500ml左右。主要从饮水、进食的各种食物所含的水分及体内物质代谢产生的水中获取，大约分别为1 300ml、900ml和300ml。

1. 水的分子结构

水有许多特殊性质，如水在结冰时体积增大，毛细血管的水或生物体内的水（也称为间隙水）在0℃也不会结冰。液体状态下的水分子呈现缔合状态，水分子团越小，活性越大，水的味道也越好。

2. 水的生理功能

事实上水参与了人的整个生命过程，几乎体内各种生命活动如消化、吸收、循环、排泄等都需要水的参与。《现代营养学》一书指出："水是一种宏量营养素，没有任何一种物质像水一样广泛参与人体细胞的许多不同的功能，特别是在维护人体内环境稳定以保持细胞的最佳功能方面，水起着关键作用。"

3. 水的供给量及来源

人体每日从外界摄入水，又不断地排出水。在正常情况下，每日的摄入与排出量保持动态平衡，使机体保持正常的含水量，既水平衡。

表 2-8 成人每天水分出入量

水的入量（ml/24h）		水的出量（ml/24h）	
固体和半固体食物 1 200		肾脏排出 1 500	
饮料（水、茶、汤及流食） 1 000		皮肤蒸发 500	
物质代谢产生的水 300		肺呼吸 350	
		粪便排出 150	
总计 2 500		总计 2 500	

机体所需的水主要来源于：

（1）饮用水

以自然水形式存在，人可以直接饮用的天然水。

（2）食物中含的水

许多固体食物中含大量的水分。水果、蔬菜含水90％以上，即使是"干"的食品中也含有水，如挂面的含水量为 12.7%。

（3）代谢水

指糖类、脂类、蛋白质在人体内氧化时所产生的水。每 100 克糖氧化可产生 55ml 水，100 克脂肪氧化可产生 107ml 水，100 克蛋白质氧化可产生 44ml 水。一般水混合性食物每 100 克约产生 12ml 的水。

4. 水的种类

（1）硬水和软水

天然水基本上都含有从地层中溶出的矿物质，其中主要是钙和镁。水中含有钙、镁离子的总浓度，可以用"硬度"这个概念来描述。规定每升水中含有相当于 10mg 的氧化钙为 1 度。硬度小于 8 的称为软水，而硬度大于 8 的称为硬水。

（2）矿泉水

矿泉水一般是按泉水的矿化度高底（水质的化学成分）来鉴别，矿化度高的泉水叫矿泉水。

（3）活性水

水中的含气体量随温度的变化而不同，在开口容器中把水加热到 90℃～95℃，水中气体就会逸出，此时封闭容器让水冷却到室温，这时水中气体含量会减少为普通水的一半，这种水叫脱气水。它极易穿过细胞膜进入细胞，其渗透能力是普通水的几倍，具有超常的生物活性，所以又称为活性水。

（4）磁化水

水中的一些微量金属成分和氧都可以被磁场磁化，并具有很强剩磁性，因此天然水有着非常强的磁记忆能力。这种被磁场磁化处理过的水叫磁化水。

（5）纯净水（或太空水）

去除天然水中的悬浮物质、细菌等杂质的工艺称做"水质净化"。去除净化水中的矿物质的工艺称做"水质纯化"。去除净化水中的有机物的工艺称做"水质深度净化"。在去除悬浮物质、细菌等杂质的基础上再去除矿物质和有机物，并且不含添加物的水叫纯净水，也称为太空水。

5. 水的质量与人体健康

水在人体及细胞中有不可替代的地位，饮用水的质量对人体的健康产生决定性的影响。世界卫生组织指出："人类中 80% 的疾病是由于水污染和缺少起码的卫生条件造成的。"饮水还需要注意以下几点：

（1）应该保持体内的水的"收支平衡"，成年人每日水的进出量在 2 500ml 左右。

（2）饥渴时不能暴饮水，因为暴饮会增加心脏负担，使血液浓度下降，甚至出现心慌、气短、出虚汗等现象。

（3）不要边吃饭边喝大量的水，否则会导致胃酸浓度下降，不利于食物的消化、吸收。

（4）清晨起来空腹喝一杯凉开水有益健康。

第八节　生物活性物质

　　近年来国内外制定的膳食指南均提出要多食用粗粮（全谷）、新鲜蔬菜、水果、豆类、坚果等，因为在这些食物中，除必需营养素以外，还含有许多生物活性物质，它们在预防心血管疾病和癌症中发挥着重要作用，如黄酮类、多酚类、花青素类、番茄红素等，统称为生物活性物质。由于食物中这类生物活性物质的准确含量无法确定，人体需要量也难以确定，因此这类生物活性物质的摄入量也无法确定。但是研究发现生物活性物质大多存在于新鲜的蔬菜、水果、豆类中，因此应提倡多食用新鲜的蔬菜、水果等植物性食物。

第三章　植物性食物的营养价值

中国人自古以来，除部分少数民族外，均以植物性食物为主。植物性食物除了能够提供人体所需的蛋白质、碳水化合物、脂类三大营养素外，大多数维生素、矿物质和膳食纤维也靠植物性食物提供。

第一节　谷类营养价值和作用

谷类包括大米、小麦、玉米、小米、高粱、莜麦（燕麦）、荞麦等。谷类是人体能量的主要来源，是人们的主食。我国人民膳食中，约66％的能量，58％的蛋白质来自谷类。此外，谷类还供给较多的B族维生素和矿物质。

各种谷粒的结构基本相似，都是由谷皮、糊粉层、胚乳和谷胚四部分组成。谷皮位于谷粒的最外层，主要由纤维素和半纤维素等组成，其中含有一定量的蛋白质、脂肪和维生素。糊粉层位于谷皮下层，由厚壁细胞组成，纤维素含量较多，蛋白质、脂肪和维生素的含量也较高，米面加工过细，可使大部分营养素损失掉。胚乳占全谷粒的最大部分，含有大量的淀粉，较多蛋白质，少量脂肪和矿物质。谷胚含有丰富的蛋白质、脂肪、维生素和矿物质。

谷类的营养成分比较全。蛋白质的含量一般为8％～12％，蛋白质组成中赖氨酸含量相对较低，故蛋白质的营养价值不及动物性食物。脂肪含量较少，约2％，因不饱和脂肪酸含量较多，故质量较好。糖类含量较多，平均达70％，绝大部分是淀粉，并且以支链淀粉为主。维生素中主要是B族维生素，以硫胺素和烟酸含量较多。矿物质的含量为1.5％左右，主要是磷、钙、铁等。

（一）大米

根据品种不同，大米分为籼米、粳米和糯米。按加工精度又分为特等米和标准米等。籼米质较疏松，淀粉中含直链淀粉多，故米饭胀性大、黏性差，较易消化吸收。粳米质较紧密，含支链淀粉多，故米饭胀性小而黏性强，食味比籼米好，但较籼米难消化。糯米的淀粉全部是支链淀粉，黏性强，较难消化，故一般不宜做主食，特别是胃肠病患者不宜食。糯米宜做各种糕点和其他副食品。大米营养成分因品种、产地和加工精度不同而略有差异。米粒各部分的营养成分分布是不均匀的。除淀粉外，其他营养成分大多贮藏在胚芽和外膜中。米粒碾得越精越白，胚芽及外膜碾掉就越多，营养成分损失也越多。长期食用精白米，可引起B族维生素，尤其是维生素 B_1 缺乏。在标准米中，含有较多的胚芽及外膜，保存了大部分营养素，

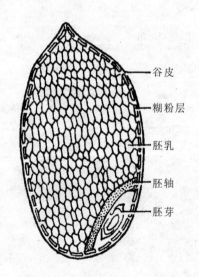

谷皮

糊粉层

胚乳

胚轴

胚芽

引自《健康管理咨询师培训参考资料》，主编：王汉亮，2005

因此在食用时，最好选用标准米。

谷类食物中，大米蛋白质的氨基酸组成较接近人体的需要，因此蛋白质的利用率较其他谷类高，生物价达 77。但与动物蛋白质比较，仍较低，原因是其中赖氨酸的含量低，如果与含赖氨酸高的豆类或动物性食物混合食用，能使大米蛋白质的利用率明显提高。

除上述大米外，在我国云南、陕西、江苏、贵州等地还种植一种紫黑米。因其果皮呈紫红色，故又称"红米""血米""紫米""黑米"等。紫黑米富含铁、钙、蛋白质和脂肪，有补血、健胃及治疗神经衰弱等功效，民间视之为滋补食品。据研究，紫黑米对预防缺铁性贫血有一定作用。

(二)面粉

面粉营养价值的高低，与其加工精度十分密切。根据加工精度，面粉分为标准粉、富强粉和精白粉。其营养素含量各不相同，标准粉加工精度较低，保留了较多的胚芽和外膜，因此各种营养素的含量较高，以面食为主食的地区，宜选用标准粉。富强粉和精白粉加工精度较高，胚芽及外膜保留得也最少，所以维生素和矿物质的损失也越多，与标准粉比较，营养价值较低。但是富强粉和精白粉色较白，含脂肪少，易保存，做成面包、馒头或糕点时较为可口。富强粉和精白粉中植酸及纤维含量较少，消化吸收率比标准粉高。与大米比较，小麦粉蛋白质组成中赖氨酸含量更低，生物价不如大米高，为 67。与大豆或动物性食物混合食用，可使其生物价明显提高。总的说来，面粉蛋白质含量比大米高，但蛋白质的质量不如大米。小麦制粉时，如采取合适工艺，可得到小麦胚芽。小麦胚芽是各种营养素最集中的部位，蛋白质含量可达 30%，脂肪达 13.9%，维生素和矿物质的含量约是面粉的 10 倍，尤其富含生育酚、硫胺素和核黄素、钙、镁、锌等。脂肪酸多为不饱和脂肪酸。国内外研究表明，麦胚芽具有增加细胞活力，改善人脑细胞功能，增强记忆，延缓衰老和预防心血管疾病等作用。小麦麸皮中也含有丰富的营养素。蛋白质含量可达 14.1%，脂肪 3.9%，粗纤维 10.5%，维生素和矿物质是小麦粉的数倍。由于麸皮中富含膳食纤维，而膳食纤维能预防血脂升高，防治便秘，降低肠癌发病率，故许多发达国家常用麸皮作为食品添加剂添在面包中，以此来预防"富裕病"。

(三)玉米

玉米古称工蜀黍，又称"珍珠米"。玉米按粒色粒质分为黄玉米、白玉米、糯玉米和杂玉米。后两者较少，常见的是黄玉米和白玉米。玉米的品种不同，营养成分存在着一定差异。黄玉米含有少量的胡萝卜素，而其他玉米中没有。与大米和小麦粉比较，玉米蛋白质的生物价更低，为 60。主要原因是玉米蛋白质不仅缺乏赖氨酸，还缺乏色氨酸。在玉米粉中掺入一定量的食用豆饼粉，可提高玉米蛋白质的营养价值。玉米中所含的烟酸多为结合型，不能被人体吸收利用。我国新疆等地以玉米为主食的地区，易发生烟酸缺乏症——癞皮病。如果在玉米食品中加入少量小苏打或食碱，能使结合型烟酸分解为游离型，从而被人体吸收利用，对预防癞皮病有明显作用。玉米加工时，可提取出玉米胚。玉米胚的脂肪含量丰富，出油率达 16%～19%。玉米油是优质食用油，人体吸收率在 97% 以上。它的不饱和脂肪酸含量占 85% 左右，其中油酸为 36.5%、亚油酸占 47.8%、亚麻酸占 0.5%。经常食用玉米油，可降低人体血液中胆固醇的含量，对冠心病、动脉硬化症有辅助疗效。玉米油中还含有丰富的生育酚。生育酚是一种抗氧化剂，据研究报告有延缓衰老的作用。

（四）高粱

高粱的营养成分大致与大米和小麦粉相同，但其蛋白质中的赖氨酸和色氨酸含量较低，生物价仅为56。因此，也宜与大豆等食物混合食用，通过蛋白质的互补作用提高其营养价值。

高粱的食用方法有两种。一种是直接蒸煮做成高粱米饭，这种方法保留了较多的维生素和矿物质，是我国东北地区人们常食的方法。另一种是碾成面粉食用，我国山西北部，内蒙古地区人们常采用此种方法。由于高粱外皮中含有色素及鞣酸，加工过粗时，常显红色，并有涩味，既妨碍消化，又容易引起便秘，因此加工时应予注意。

（五）小米

小米的学名称粟，俗称"谷子"。小米的营养素含量均比大米多，尤其是B族维生素、钙、磷、铁等。黄小米中还含有少量的胡萝卜素。小米在人体内的消化吸收率也较高，其对蛋白质的消化率为83.4%、脂肪为90.8%、糖类为99.4%，但小米蛋白质中赖氨酸含量很少。生物价只有57，也宜与大豆类食物搭配食用。

（六）大麦

大麦分有稃和无稃两种类型。无稃大麦成熟收获时，是无壳的裸粒，故又称稞大麦或元麦，青海、西藏等地人们又称它们为青稞。大麦的营养成分和含量与小麦类似。食用时，一般先制成粉，然后加工成糌粑（由炒熟的青稞粉做成）食用。用酥油和白糖调制的酥油糌粑，是西藏人民招待客人的上等食品。在加工糌粑时，要注意掌握好烘炒的温度与时间。温度过高或烘炒时间太长，易将青稞炒焦，食味变苦，维生素大量破坏，降低其营养价值；温度过低或烘烤时间过短，青稞未熟，则香味不浓，消化吸收率降低。

（七）莜麦

莜麦又名燕麦，常见的有裸粒莜麦和带壳莜麦两种。前者多作粮食用，后者多用作家畜饲料。莜麦在我国内蒙古、山西雁北、河北张北等地种植最多，也是这些地区居民的主要食物之一。

莜麦多制粉食用。莜麦的营养价值很高，蛋白质和脂肪都高于一般谷类食品，是一种高能食物。莜麦蛋白质中含有人体需要的全部必需氨基酸，特别是赖氨酸含量高。脂肪中含有大量的亚油酸，消化吸收率也较高。在内蒙古等高寒地区，人民群众称之为"耐饥抗寒食品"。莜麦还有良好的降血脂和预防动脉硬化症的作用。有的实验指出，每日早饭如果能食用50克莜麦食品，连续3个月，可有效地降低血清低密度脂蛋白胆固醇浓度，提高高密度脂蛋白胆固醇浓度，而且对肝、肾无任何副作用。

（八）荞麦

荞麦又名三角麦。我国种植地区主要分布在西北、华北和西南一些高寒地区。由于荞麦的适应性强，生长期短，一般60～80日就能成熟，既可春种，也可秋种，故人民群众称之为救灾作物。

荞麦也是一种耐饥抗寒食品，营养价值很高。荞麦面的蛋白质含量高于大米、小麦粉和玉米粉；脂肪含量低于玉米面而高于大米和小麦粉；维生素的含量也很丰富，此外尚有钙、磷、铁等矿物质。荞麦蛋白质含有较多的赖氨酸，生物价较高，是一种完全蛋白。荞麦含有铬，临床上用于治疗糖尿病。

第二节   薯类营养价值和作用

薯类是一种介于粮食和蔬菜之间的食物，食用范围颇广。薯类含维生素 C 较多，一般的蒸煮等烹调方法仍能保存一定量的维生素 C。北方居民冬季储备蔬菜时，若能大量储存红心甘薯，对解决冬季胡萝卜素和维生素 C 的来源，不失为良好途径。

一、甘薯

甘薯又称红薯、红苕、金薯、番薯等。甘薯的糖类含量较高，为 29 克/100 克左右，其中主要成分是淀粉，易被人体吸收。在储存过程中，在淀粉酶的作用下，淀粉能不断分解为麦芽糖，因此甘薯储存一段时间后再吃就会更甜。蛋白质含量为 1.8%。其氨基酸组成与大米相近，营养价值较高。脂肪含量低，为 0.2%。含多种维生素，以胡萝卜素、维生素 C 的含量为高，分别可达 5.51 毫克/100 克和 30 毫克/100 克。在甘薯中还有较多的黏蛋白，能防止胆固醇在血管壁沉积、防止动脉硬化，并保持血管弹性；还可防止肝、肾中结缔组织萎缩，以防止胶原病的发生。甘薯还能促进肠蠕动，防止便秘，这可能与其含有较多的纤维素有关。

甘薯不宜过食，这是因为甘薯中含有一种"气化酶"的物质，它在肠胃内能产生大量的二氧化碳，引起肠胀气。又因为甘薯中含糖量高，吃多了会使胃里的酸性物质增加，出现"烧心"感和吐酸水。预防的方法：一是将甘薯蒸熟煮透，使其中的气化酶破坏。二是注意吃法，一次不宜吃得很饱，可以和米、面搭配着吃，并吃点咸菜或喝些咸汤，或配点白萝卜就着吃。三是用少量明矾及食盐溶化于清水中，将切开的甘薯浸泡 10 分钟捞出后清洗一下再蒸煮。腐烂的甘薯中常含有黑斑病菌毒素，人食用后，会出现恶心、呕吐、腹泻等中毒症状，严重中毒者甚至有生命危险。因此不要吃腐烂的甘薯。

二、马铃薯

马铃薯又称土豆、洋芋、香芋、地蛋、山药蛋等。马铃薯营养成分比较全，因水分含量高(80%以上)，故营养素含量相对较低。蛋白质含量为 2.3%、脂肪 0.1%、糖类 16.5%。马铃薯的蛋白质是完全蛋白质，赖氨酸含量较高。糖类主要以淀粉形式存在，易为人体消化吸收，是优质淀粉。含多种维生素，虽然量不高，却是在水果与蔬菜淡季时维生素的主要来源。含较多的矿物质，特别富含钾和镁。

马铃薯本身无特殊味道，既可用来代替谷类，又具有蔬菜的功用，而且还能用多种方法加工和烹调。目前世界上烹调这一食品的方法多达四五百种。马铃薯是治疗消化不良、食欲不振、便秘的佳品，临床营养常把它用来作为糖尿病病人的食物。马铃薯皮薄、肉嫩、含水量高，易破伤，多病害，对周围环境非常敏感。冷了易冻伤，冻伤后不能保管，食味变差；热了容易生芽，不仅消耗营养物质，还会产生大量的龙葵毒素，如果吃了这种发芽后的马铃薯，就可引起恶心呕吐，头晕腹泻，甚至危及生命，

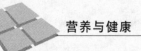

所以马铃薯在收获后要妥善保存。

第三节 豆类及其制品的营养价值和作用

豆类可分为大豆类和其他豆类。大豆类按种皮的颜色可分为黄、青、黑、褐和双色大豆五种。其蛋白质含量较高，脂肪中等，糖类相对较少。其他豆类包括蚕豆、豌豆、绿豆、小豆等，其蛋白质含量中等，脂肪含量较少，糖类含量较高。

一、大豆

大豆又称黄豆，古名菽。大豆的营养成分比较齐全，含量也很丰富。蛋白质含量一般为35％～40％。蛋白质的氨基酸组成比较接近人体需要，属完全蛋白，其中赖氨酸含量多，与缺乏赖氨酸的各类食物混合食用，可起到蛋白质的互补作用。脂肪含量为15％～20％，以不饱和脂肪酸居多，其中油酸占32％～36％、亚油酸占51.7％～57.0％、亚麻酸占2％～10％。此外，尚有1.64％左右的磷脂。由于大豆富含不饱和脂肪酸，所以是防治高血压、动脉粥样硬化等疾病的理想食物。糖类的含量为20％～30％，其组成比较复杂，多为纤维素和可溶性糖，几乎完全不含淀粉或含量极微，这一点与谷类食物截然不同。所以大豆的糖类在体内较难消化，其中有些在大肠内成为细菌的营养素来源。细菌在肠道内生长繁殖过程中能产生过多的气体而引起肠胀气。大豆加工成豆腐或豆浆后，这些难消化的成分大大减少，其营养价值也随之提高。此外，大豆还含有丰富的维生素和矿物质，其中B族维生素和铁等的含量较高。不同的加工和烹调方法，对大豆蛋白质的消化吸收率有显著的影响。整粒熟大豆的消化吸收率仅65.3％，但加工成豆浆后，可提高到84.9％，豆腐可进一步提高到92％～96％。因此食用豆制品要比直接食用整粒豆的营养价值高。大豆中含抗胰蛋白酶因子，能抑制胰蛋白酶的消化作用，使大豆中蛋白质难以分解为人体可吸收利用的氨基酸。经过加热煮熟后，这种因子即被破坏，消化率随之提高，所以大豆及其制品须经充分加热烹熟后再食用。干豆类几乎不含维生素C，但经发芽做成豆芽后，其含量明显提高。北方冬季缺乏蔬菜时，可用豆芽作为蔬菜补充供给维生素C。

二、绿豆

绿豆中含蛋白质21％～28％。其蛋白质是完全蛋白质，含有较多的赖氨酸。绿豆淀粉是优质淀粉，是食品工业的重要原料，特别适合制做粉丝。绿豆中也含有丰富的多种维生素和矿物质，其中胡萝卜素和硫胺素的含量较多。绿豆在储存过程中，要特别注意虫害。防治的办法可采用开水浸烫或密闭杀虫。开水浸烫一般可达百分之百的杀灭效果，并不影响发芽力。密闭杀虫可在收获后就进行。先暴晒两天入囤，密闭半个月左右，杀虫率为98％～100％。

三、赤豆

赤豆又名小豆。赤豆的营养成分与绿豆相似，蛋白质中赖氨酸含量较高，宜与各类食物混合食用。

四、蚕豆

蚕豆又名胡豆、佛豆、罗汉豆。鲜蚕豆中含有较多的胡萝卜素和维生素C。蚕豆蛋白质中赖氨酸较多,但甲硫氨酸含量较少,营养价值较低。由于还含有抗胰蛋白酶和血球凝集素等有害物质,食用前要经充分加热使之失活。蚕豆子粒及花粉中含有蚕豆毒素(巢菜碱苷),可使血红细胞中先天性缺乏葡萄糖-6-磷酸脱氢酶的个别人食入蚕豆或吸入花粉后红细胞被大量破坏,发生溶血性贫血,即蚕豆病。其症状为昏迷、恶心呕吐,有时发高热及发生虚脱。目前尚无去除这种毒素的办法,因此凡对这种溶血性贫血敏感者,不应食用蚕豆。

五、鲜豆类

新鲜豆类如毛豆、四季豆、扁豆、豌豆等,蛋白质含量均较其他蔬菜高,其氨基酸组成也优于谷类。豆荚类蔬菜中硫胺素、钙、磷、铁等矿物质均高于其他各种蔬菜,而且其中的铁易被机体利用。核黄素含量与绿叶蔬菜相似。

(一)毛豆

含蛋白质10%～15%,高于其他蔬菜,其中赖氨酸含量高于谷类;每100克含钙高达249毫克、含铁2.9毫克,远高于其他蔬菜。

(二)四季豆

亦称豆角、菜豆、青豆角、梅豆角。蛋白质含量不及毛豆,约3%。钙、铁含量也不及毛豆,但仍高于根茎类和一些瓜茄类蔬菜。

六、豆制品

豆制品是由大豆或绿豆等原料制作的半成品,包括豆浆、豆腐脑、豆腐、豆腐干、百叶(千张)、豆腐乳、豆芽等。豆制品在加工过程中一般要经过浸泡、细磨、加热等处理,使其中所含的抗胰蛋白酶破坏,大部分纤维素被去除。因此,可明显提高豆制品的消化吸收率,营养价值也较高。豆制品的营养成分在加工前后变化不大,但因水分多,营养素含量相对较少。豆芽一般是以大豆和绿豆为原料制作的。在发芽前几乎不含维生素C,但在发芽过程中,其所含的淀粉水解为葡萄糖,可进一步合成维生素C。

第四节　叶菜类营养价值和作用

绿叶蔬菜含维生素C最为丰富;绿叶蔬菜和橙色蔬菜含胡萝卜素也很丰富,是我国人民膳食中维生素C的主要来源。绿叶蔬菜中核黄素含量虽不很丰富,但在我国人民膳食中仍是核黄素的主要来源。国内一些营养调查报告表明,核黄素缺乏症的发生,往往同食用绿叶蔬菜不足有关。

(一)白菜

白菜古名菘,有大白菜和小白菜之分,营养成分及其含量大致相同。每100克中含钙61毫克、铁0.5毫克、胡萝卜素0.04毫克、维生素C 20毫克。小白菜中胡萝卜素和维生素 C 含量较大白菜高，每 100 克中含 1.49 毫克胡萝卜素、40 毫克维生素 C。白菜含水量多，不易保存，夏季易腐烂，冬季易冻坏。白菜腐烂后所含的大量硝酸盐经细菌作用转变为亚硝酸盐，不仅能使血液中的低铁血红蛋白变为高铁血红蛋白，使血液失去载氧能力而引起食物中毒，还能与仲胺形成强致癌物亚硝胺，故不可食用。

（二）菠菜

菠菜又名波斯菜、赤根菜。菠菜含有较多的蛋白质、维生素和矿物质。尤其富含胡萝卜素和维生素 C。菠菜中的胡萝卜素高达 3.87 毫克/100 克，是白菜的数倍，而且极易被人体吸收利用，在体内转变为维生素 A。菠菜中还含有较多的铁，人体大约可吸收其中的 50%。

菠菜中含有大量草酸等有机酸，遇到钙质即形成不溶性草酸钙沉淀，不易被人体吸收，故过去认为菠菜不宜与含钙多的豆腐同食。但近来有人指出，草酸对人体危害更大，过量摄入可腐蚀胃黏膜或影响肾脏功能。等量的豆腐与菠菜共煮，其中钙可使菠菜中的草酸全部结合，阻止草酸进入人体，故主张菠菜与豆腐同烧。多数人提出，如果在烹调时，先将菠菜放在开水中煮或烫一下后捞出。可使其中的草酸大部分溶留在水中，然后再与豆腐同烧或拌食，既可去除草酸，又不影响钙的吸收。

第五节　瓜茄类营养价值和作用

瓜茄类蔬菜的营养价值一般较低，但辣椒、西红柿等营养价值却很高，维生素 C、胡萝卜素均很丰富。

（一）冬瓜

冬瓜也称"东瓜"。因其老熟后外皮上有白霜，故又称"白瓜"。其外形似枕头，还称"枕头瓜"。冬瓜绝大部分为水分，含有少量蛋白质，不含脂肪，含钠也很低，此外有少量硫胺素、核黄素、维生素 C 及钙、磷、铁等。冬瓜在存放时，要注意不要碰掉瓜面上的白霜。这层白霜能防止外界微生物的侵害和减少瓜肉水分蒸发，对冬瓜有着保护作用。如果这层白霜被碰掉，冬瓜存放时间就会缩短，很快腐烂变质。

（二）南瓜

南瓜又称番瓜或倭瓜。南瓜可作饲料或代粮，含有丰富的糖类和淀粉，还含有较多的胡萝卜素、硫胺素、核黄素、维生素 C 以及钙、磷等。

现代医学研究发现，南瓜能促进胰岛素的分泌，吃南瓜可有效地防治糖尿病，也可预防卒中。南瓜所含的某些成分能中和食物中的农药污染和亚硝胺等有害物质。南瓜子还可驱虫，对治疗绦虫病有效。

（三）番茄

番茄又称西红柿。由于其酸甜可口，别有风味，既可作蔬菜又可作水果，同时还可加工成番茄汁、番茄酱等。番茄含有丰富的维生素、糖类、矿物质、有机酸及少量蛋白质。维生素 C 的含量在蔬菜中虽然不是很高，但由于有机酸的保护，烹调损失较少。糖类中主要是以葡萄糖和果糖为主，所以番茄吃起来较甜。有机酸主要是柠檬酸、苹果酸等，有促进食欲、止渴等作用。

（四）辣椒

辣椒具有较高的营养价值。含有蛋白质、糖类、胡萝卜素、维生素C、辣椒油、辣椒碱、挥发油及钙、磷、铁等数十种成分。其中，维生素C的含量很高，含量达185毫克/100克，是一般蔬菜的10倍左右。其次是胡萝卜素，其中含量约是一般蔬菜的3～4倍。

日常生活中，辣椒多作为蔬菜及调味品食用。因其所含的辣椒碱能刺激涎腺及胃腺分泌，所以吃辣椒能增进食欲。野外作业及在低洼潮湿地区工作的人，经常吃些辣椒，可防治风湿性关节炎和冻伤。辣椒不宜多吃，否则易引起胃痛或诱发痔疮。患胃溃疡、肺结核、食管炎、高血压、牙痛、痔疮、疖肿感染等疾病的人，都不宜吃辣椒。

第六节　根茎类营养价值和作用

根茎类蔬菜的营养价值一般不如绿叶类，但也不失为某些营养素的良好来源。例如胡萝卜是胡萝卜素的良好来源；各种萝卜、苤蓝等，虽然维生素C含量不丰富，但由于习惯生吃，且消毒简便，亦为维生素C的良好来源。

（一）萝卜

萝卜又名莱菔，为十字花科蔬菜，有白皮、青皮、红皮、青皮红心以及长形、圆形、圆锥形等不同品种。萝卜含有多种成分，如葡萄糖、戊糖、脂肪、多种氨基酸、多种维生素、钙、磷、铁以及淀粉酶、氧化酶等多种酶类，还合有少量芥子油、挥发油等。萝卜中的芥子油和挥发油与萝卜的辛辣味有关，可促进胃肠蠕动，帮助消化，故人们吃了油腻荤腥之后，常喜欢吃点萝卜。将肉类与萝卜一起烹烧味既鲜美食之不腻，又能帮助消化。萝卜中所含的酶类，可消除亚硝胺对细胞的致癌作用。萝卜中的木质素，能提高体内巨噬细胞对癌细胞的吞噬杀灭能力，因此萝卜是一种抗癌作用较强的食物。

（二）胡萝卜

胡萝卜又称黄萝卜、红萝卜，原产寒冷干燥的高原地区，有红、紫红、橘红、姜黄等品种。在市场上较多的是红胡萝卜和黄胡萝卜两种。红胡萝卜一般含糖分高，味甜；黄胡萝卜一般含糖分低，甜味淡。胡萝卜是营养价值较高的蔬菜，它含有较多的蔗糖、果糖、葡萄糖和矿物质，更主要的是含有丰富的胡萝卜素。据分析，含量达3.62毫克/100克。在肉厚心小的胡萝卜中，含胡萝卜素较多，这是因为胡萝卜素的含量在直根顶部比下部多，外围组织比髓中多。此外，胡萝卜还含有挥发油，具有芳香气味，能促进消化。现代医学研究发现，胡萝卜有降血压、强心、抗炎症、抗过敏等作用。

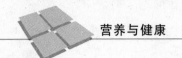

第七节　葱蒜类营养价值和作用

(一)大蒜

大蒜古时称"葫"、"胡蒜"。按其皮色不同，分为紫皮蒜和白皮蒜两种。紫皮蒜的蒜瓣外皮呈紫红色，瓣肥大，瓣数少，辣味浓厚，一般在春季栽培，故又叫春蒜。此种蒜适合生食或作调味品。白皮蒜的蒜瓣外皮呈白色，辣味淡，一般在秋季栽培，故又叫秋蒜。此种蒜皮色白嫩，最适合于腌制糖醋蒜。此外，尚有一种瓣小而多的白皮蒜，俗称狗牙蒜，适合生食。每年新蒜大量上市时，在成捆的大蒜中常会发现"独头蒜"。这是因为蒜种的瓣小或播种季节过晚，不能抽苔和发芽形成的。独头蒜的辣味特别强烈。

大蒜含有糖类、脂肪、B族维生素、维生素C、蛋白质、氨基酸和矿物质等物质，具有一定的营养价值。据科学分析，大蒜中含有一种植物杀菌素——大蒜素。此种物质有强烈的抗菌作用，对葡萄球菌、痢疾杆菌、霍乱弧菌、大肠杆菌、伤寒杆菌、炭疽杆菌、霉菌等致病菌都有杀灭作用。有人实验，把大蒜放在嘴里嚼食3～5分钟，口腔中的细菌能被全部杀灭。大蒜素的含量，以紫皮蒜和独头蒜为高，白皮蒜、狗牙蒜次之。大蒜还可促进胃酸分泌，胃酸减少和胃酸缺乏的患者，宜常食蒜。大蒜还能降低血脂含量，延长凝血时间。因此对冠心病、高血压、动脉硬化症等有防治作用。国外学者报告，用大蒜治疗80例高血压患者，血压都获得稳定下降。其降压作用可能与大蒜中的"配糖体"有关。近来研究还发现，大蒜有阻断亚硝胺在体内合成的功能，因此具有防癌作用。

(二)葱

葱既是蔬菜，又是调味品。烹调中放入葱，既可去腥除膻，又可产生特殊香味。葱的品种很多，常见的有大葱、洋葱、小葱、羊角葱、青葱、香葱。北方地区多栽种大葱，南方多栽种小葱。

葱含有各种营养成分，其中胡萝卜素的含量较为丰富，其次是维生素C，此外尚有蛋白质、脂肪、糖类、钙、磷、铁等。大葱含有葱素，有较强的杀菌作用。近年来，国外发现洋葱有增加纤维蛋白溶解活性和降低血脂作用，对心血管疾病有一定的疗效。洋葱还可降血糖，对糖尿病病人有益。

第八节　果类营养价值和作用

水果可分为鲜果类和干果类，前者种类很多，主要有苹果、橘子、桃、梨、杏、葡萄、香蕉和菠萝等；后者是新鲜水果加工制成的，如葡萄干、杏干、蜜枣和柿饼等。新鲜水果的营养成分与蔬菜一样，主要是维生素和矿物质，尚含多种有机酸。干果类因加工时损失，维生素含量明显降低，但蛋白质、糖类和矿物质等因加工使水分减少，含量相对增加。水果与蔬菜一样，也是碱性食品。

一、新鲜水果

含有多种维生素，尤以维生素 C 含量丰富。含量较多的有鲜枣、山楂、柑橘等；而仁果、核果中含量较低，如苹果、梨、桃、李、杏等。某些水果含有少量胡萝卜素，如芒果、杏、枇杷等。

(一)枣

枣又称大枣、红枣。此外还有南枣、酸枣、藏枣等品种。枣含有蛋白质、脂肪、糖类、有机酸、磷、钙、铁、胡萝卜素及其他各种维生素。维生素 C 的含量为百果之冠，含量达 540 毫克/100 克；酸枣中的含量更高，可达 830～1 170 毫克/100 克。在人体内的利用率也较高，平均达 86.3%。临床上用它补血、治疗肝炎、贫血、过敏性紫癜、血小板减少等症。据报告，大枣配芹菜根，水煎服，还能降低血清胆固醇。经常食用，可增加血清蛋白质含量。酸枣仁含有较多的脂肪及蛋白质，还有两种植物甾醇及皂苷等，有镇静催眠作用。

(二)柑橘

柑橘包括橘、柑、橙、柚、柠檬、金橘等。柑橘富含糖类和多种维生素，特别是维生素 C 的含量高，柑橘中可达 40 毫克/100 克，是其他水果的数倍。此外尚含有柠檬酸、矿物质等。

(三)苹果

苹果含有多种维生素、糖类、果胶、脂肪、矿物质、苹果酸、柠檬酸、鞣酸和细纤维等。苹果中果胶含量较高。据研究，果胶能降低血液中的胆固醇，并能与空气中的放射性元素与致癌污染物结合，促使这些物质排出体外。苹果还有治疗轻度腹泻和便秘的作用。治腹泻时，只吃苹果泥，1～2 日即可恢复正常。苹果止泻与通便作用，与其含的鞣酸和有机酸有关，这两者分别有收敛和刺激肠道作用。此外，常吃苹果或饮苹果汁，对高血压患者有益。

二、干果

干果是新鲜水果经加工晒干而制成，其中维生素损失较多，尤其是维生素 C。但干果便于储运，并有特殊风味，有些水果本身含维生素较多，虽经晒干损失但相对含量仍较多，钙、铁在干果中含量相对增多。常食用的干果有葡萄干、杏干、柿饼、桂圆、荔枝、蜜枣、红枣等。

三、野果

野果在我国蕴藏量十分丰富，这类资源亟待开发利用。野果含有丰富的维生素 C、有机酸和生物类黄酮，下面简单介绍几种重要野果：

(一)沙棘

又名醋柳，果实含脂肪 6.8%，种子含脂肪 12%，含有较多的维生素 C(1 000～2 000毫克/100 克)、胡萝卜素和维生素 E 等。

(二)金樱子

又名野蔷薇果。盛产于山区，含维生素 C 1 500～3 700 毫克/100 克。

(三)猕猴桃

含维生素 C 700～1 300 毫克/100 克，最高可达 2 000 毫克/100 克，并含有生物类黄酮和其他未知的还原物质。

(四)刺梨

盛产于西南诸省，含维生素 C 2 585 毫克/100 克，比柑橘高 50～100 倍。含生物类黄酮丰富（6 000～12 000 毫克/100 克）。

(五)番石榴

含维生素 C 358 毫克/100 克，并含有胡萝卜素（0.05 毫克/100 克）和核黄素（0.44 毫克/100 克）。

第九节　食用菌类营养价值和作用

食用菌是指供人类食用的真菌。有 500 多个品种，常见的有蘑菇、香菇、银耳、木耳等品种。食用菌营养成分含量丰富，滋味别致，兼具较高的食疗价值。

一、蘑菇

又名蘑菇蕈、肉蕈。寄生于枯树上或朽根土中，种类很多。蕈体与柄通常呈白色，故又称白蘑菇。肉质柔软肥嫩，鲜美可口。可鲜食做汤、炒食，还可干制或加工成盐水蘑菇罐头等。蘑菇的营养素含量比较丰富。每 100 克鲜蘑菇中含蛋白质 3.6 克、钙 8 毫克、磷 105 毫克、铁 1.6 毫克、核黄素 0.37 毫克。干蘑菇中因水分减少，营养素含量明显提高，每 100 克中蛋白质提高到 36.1 克，并含脂肪 3.6 克、钙 131 毫克、磷 118 毫克、铁 188.5 毫克。蘑菇中还含有多种游离氨基酸、糖类、叶酸、鸟苷酸、谷氨酸钠等，后两种物质与蘑菇的味鲜有关。现代医学研究发现，蘑菇具有抗菌作用，能抑制葡萄球菌、伤寒杆菌及大肠杆菌的生长。从人工栽培的鲜蘑菇中提取出的多糖，对白细胞减少症和传染性肝炎有明显疗效。近来还发现，蘑菇中的核糖核酸，可刺激人体产生干扰素，对病毒增生有抑制作用。此外，蘑菇中还含有抗癌物质，对防治癌症有效。

二、香菇

香菇又名香蕈，是一种优质食用菌。以肉厚、气香为上品。香菇是一种高蛋白、低脂肪食品。每 100 克中含蛋白质 16.2 克，脂肪 1.8 克、糖类 60.2 克、钙 76 毫克、磷 280 毫克、铁 8.9 毫克、核黄素 1.59 毫克。此外，还含有多种游离氨基酸、30 多种酶类、胆碱、腺嘌呤、麦角甾醇、海藻糖等成分。香菇脂肪含量虽少，但脂肪中含不饱和脂肪酸较多。香菇味道鲜美，是席间珍品，可烹制各种菜肴。近来研究发现，香菇中的多糖有较强的抗肿瘤作用。香菇所含的香菇嘌呤和香菇干粉可抑制体内胆固醇的形成与吸收，促进胆固醇的分解与排泄，从而防止血脂升高。香菇中的麦角甾醇在阳光照射下可转化为维生素 D，可防治佝偻病。

三、银耳

银耳又名白木耳，寄生在腐朽的树木上，颜色洁白如银，形状类似人耳，故名。银耳有较高的营养价值和药用价值。每 100 克中含蛋白质 6.6 克、脂肪 3.1 克、糖类 68.0 克、钙 643 毫克、磷 250 毫克、铁 30.4 毫克。此外，还含有少许维生素，大量的脱氧核糖核酸、酶类、酸性杂多糖、中性杂多糖、酸性低聚糖等。现代医学研究发现，银耳可明显增强机体免疫功能，兴奋骨髓造血功能，促进蛋白质和核酸的合成。还可用于防治高血压、血管硬化、白细胞减少症和肿瘤等。银耳易被发酵米面黄杆菌污染，食入被污染的银耳，可发生食物中毒。中毒症状多发生在食后 24 小时，表现为头晕、头痛、恶心、呕吐、舌头及四肢麻木，并有呕血、咯血等。严重者可出现昏迷、脑水肿、脑疝或急性肝坏死。

四、木耳

木耳又名黑木耳、黑菜等，因生长在桑、槐、榆、楮、柳等朽木上，故又有"五木耳"之称。木耳色淡褐或黑褐，质柔软，形似人耳。片大肉厚色正为上品。木耳含有丰富的蛋白质、矿物质和多种维生素。每 100 克中含蛋白质 10.6 克、钙 201 毫克、铁 185 毫克、核黄素 0.55 毫克。黑木耳中的糖类含有甘露聚糖、甘露糖、葡萄糖、木糖、戊糖等。脂肪种类较多，如磷脂酰胆碱、脑磷脂和鞘磷脂；此外，还有许多甾醇类，如麦角甾醇等。近来研究证明，木耳有抗血小板聚集和降低血凝作用，可减少血液凝块，防止血栓形成，有助于防治动脉粥样硬化。

五、海带

海带又名昆布、海马菌，是生长在海水中的褐色藻类大型植物，产于我国沿海各地。市场上出售的有淡干及盐干两种。海带的营养价值很高，每 100 克中含蛋白质 8.2 克、糖类 56.2 克、脂肪 0.1 克。矿物质含量也较高，主要是钙、铁、碘。海带中含碘 24 毫克/100 克，而一般成年人只需要 150 微克/日。此外尚有相当多的胡萝卜素、核黄素、硫胺素、烟酸等。由于海带含有大量的碘，故临床上常用其治疗缺碘性甲状腺肿。现代药理研究证实，海带中含有褐藻酸钠盐，有预防白血病和骨癌的作用，对动脉出血亦有止血作用，口服可减少放射性元素锶在肠道中被吸收，此外还有降血压作用。海带中还含有甘露醇，对治疗急性肾功能衰竭、脑水肿、急性青光眼等有益处。海带还是预防心血管疾病、肝病等的有益食品。食用海带时，应注意用水洗泡，因海带中含砷较高，可达 35～50 毫克/千克，大大超过国家食品卫生标准(0.5 毫克/千克)。因此在食用前应先用水漂洗，使砷溶于水中，再浸泡 12～24 小时，并勤换水，这样砷的含量就会降到安全标准。

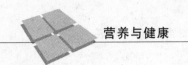

第四章　动物性食物的营养价值

动物性食物包括畜禽肉、禽蛋类、水产类和奶类。动物性食物是人体优质蛋白、脂类、脂溶性维生素、B族维生素和矿物质的主要来源。

第一节　肉类营养价值和作用

肉类分为畜肉和禽肉。肉类的营养成分可因动物种类、年龄、部位及肥瘦不同而异。蛋白质含量比谷类的高，一般为10％～20％，氨基酸组成接近人体组织的需要，故生物价高；赖氨酸含量普遍较高，故宜与谷类食物搭配食用，以发挥蛋白质的互补作用。脂肪含量差别较大，肥肉含量高，可达90％以上，瘦肉含量低；脂肪组成中以饱和脂肪酸居多，故心血管疾病患者宜少食。糖类含量低，平均为1％～5％。维生素中以脂溶性维生素为主，B族维生素含量也较高。矿物质含量为0.6％～1.1％，以磷、铁等含量高，且易为机体利用。肉类不仅能提供优质蛋白质及其他各种营养素，而且滋味鲜美，可烹调成多种多样的菜肴，为人们所爱，所以肉类是食用价值很高的食物。

一、猪肉

猪肉的蛋白质含量平均为9.5％左右，内脏含量较高，如猪肝可达21.3％，猪心19.1％，猪皮26.4％，蹄筋中更高，达75.1％。脂肪含量因部位不同而异，比如肥瘦肉为59.8％，肥肉达90％，瘦肉为32％，内脏含量较低，一般为4％左右。维生素含量以内脏较高，其中猪肝中的含量最高，每100克中维生素A的含量可达4 972微克，核黄素为2.11毫克，烟酸为16.2毫克。此外，尚有丰富的钙、磷、铁。所以，猪肝的营养价值很高。猪肉脂肪的组成特点以饱和脂肪酸为主，此外，还含有较高的胆固醇，因此冠心病、血管硬化症、肥胖病等患者不适宜多食。

二、牛肉

牛肉所含的蛋白质比猪肉多1倍左右，含量达20.1克/100克，所以牛肉是高蛋白食物，其氨基酸组成更接近人体需要，生物价达76，比猪肉高。脂肪含量没有猪肉高，为10％～20％，肥肉的脂肪含量为34.5％，瘦肉为6.2％。糖类较低为4％。牛内脏中也含有丰富的维生素，主要是维生素A、核黄素、硫胺素、烟酸等，以牛肝含量最高。此外，还含有较多的磷、铁、钙等。由于牛肉中的胆固醇含量较猪肉少，因此患血管硬化、冠心病、糖尿病、肥胖症等病人，食牛肉比食猪肉好。

三、羊肉

羊肉的蛋白质含量比猪肉高，但较牛肉低，一般为13.3％左右，脂肪含量为13％～55％，介于猪肉和牛肉之间。糖类不到1％。含有多种维生素和矿物质，也是以内脏中含量为高。如每100克羊肝含维生素A 20 927微克、核黄素3.57毫克，比猪肝和牛肝的含量高,是冬令滋补佳品。

第二节 飞禽类营养价值和作用

一、鸡肉

鸡肉的蛋白质含量比猪、牛、羊肉的都高,达 23.3%,但脂肪含量却很低,仅 1.2%,比其他各类禽肉低得多,因此多吃鸡肉既可增进健康,又不致肥胖。此外,鸡肉中还含有较多的钙、磷、铁等矿物质及维生素 A、硫胺素、核黄素、维生素 C、生育酚及烟酸等。鸡油中所含的不饱和脂肪酸较多,是其他动物脂肪所不及的,对老年人及心血管疾病患者较为有益。

二、鸭肉

鸭肉的蛋白质含量低于鸡肉,但高于猪肉、牛肉,为 15.5%。脂肪含量比鸡肉高,但明显低于畜肉,为 19.7%。糖类不到 1%。在内脏中含有丰富的维生素 A、硫胺素、核黄素、维生素 C 及烟酸等,此外尚有较多的钙、磷、铁等矿物质。

第三节 水产类营养价值和作用

水产食品包括各种鱼类和其他水产动植物,如虾、蟹、贝类和海藻类(海带、紫菜)等。我国产鱼种类有 1 500 余种。海产鱼类中以大黄鱼、小黄鱼、带鱼、墨鱼较为多见;淡水鱼中以鲤鱼、鲫鱼、鲢鱼、青鱼、鳙鱼、草鱼、鳊鱼为最多。

一、鱼类

鱼肉的营养成分因鱼种、鱼的年龄、大小和肥瘦程度、性别、取样部位、捕捞季节以及生产地区等的不同而有差异。一般讲鱼肉的化学组成与畜肉比较接近。蛋白质占 15%~20%,分布于肌浆和肌基质中。肌浆中主要含肌凝蛋白、肌溶蛋白、可溶性肌纤维蛋白、肌结合蛋白和球蛋白;肌基质主要包括结缔组织和软骨组织,含有胶原蛋白和弹性蛋白质。鱼肉蛋白质利用率高达 85%~90%,氨基酸组成较平衡,唯色氨酸含量偏低。鱼肉含水分多,肌肉纤维短细,比畜肉细嫩,更易消化吸收。脂肪含量为 1%~10%,平均 1%~3%,呈不均匀分布,主要存在于皮下和脏器周围,肌肉组织中含量甚少。不同鱼种含脂肪量有差异,如银鱼、鳕鱼含脂肪在 1%以下,而河鳗脂肪含量高达 28.4%。鱼类脂肪多呈液态,熔点较低,其中不饱和脂肪酸占 80%,消化率为 95%,鱼油因含有 1~6 个不饱和双键,故易氧化酸败。鱼肉含胆固醇约 100 毫克/100 克。近年来国外利用海产鱼脂肪中的二十二碳 6 个双键的多不饱和脂肪酸来防治动脉粥样硬化,并取得了一定效果。矿物质含量为 1%~2%,磷的含量最高,占总灰分的 40%,此外,钙、钠、氯、钾、镁等含量也较多,其中钙的含量多于禽肉,虾皮含钙高达 2%,但钙的吸收率较低。海产鱼类富含碘,有的海产鱼含碘 500~1 000 微克/千克,而淡水鱼含碘仅为 50~400 微克/千克。鱼类是核黄素和烟酸的良好来源。

有些生鱼体内含有硫胺素。新鲜鱼如不及时加工烹调处理，硫胺素会被破坏。鱼的肝脏含有丰富的维生素 A 和维生素 D，由于维生素 A 性质活泼，其分子结构中有 6 个不饱和双键，易被氧化失活，故新鲜鱼必须及时加工处理。鱼类含氮浸出物较多，占鱼体重量的 2%～3%。

二、蟹

蟹又名螃蟹，种类很多，有河蟹、海蟹、湖蟹之分。我国人民食用螃蟹已有数千年的历史。蟹肉的蛋白质含量较高，为 15% 左右。脂肪较低，为 2.6%～5.6%。糖类也不高，为 5%～8%。含有较多的钙、磷、铁和多种维生素，以维生素 A、核黄素、烟酸等较多。蟹还含有多种游离氨基酸，是鲜味的主要来源。应注意不吃腐败变质的蟹，因为蟹体内含丰富的组氨酸，蟹一旦死亡，细菌大量繁殖，使组氨酸转变为有毒的组胺类物质，食后能引起中毒。蟹体内常被肺吸虫等污染，食用时，要求开锅后继续加热半小时，将这些寄生虫全部杀灭。

三、甲鱼

甲鱼又名鳖、元鱼、团鱼、水鱼等，是一种水生动物，生活在江、湖、水库、池塘和水田中。甲鱼蛋白质含量与蟹相似，亦为 15% 左右，脂肪含量也较低，维生素 A、核黄素、烟酸也较丰富，钙含量不及蟹高，自古被视为滋补佳品。

四、虾

虾分淡水虾与海虾两大类。小者，不到 2 厘米，晒干后外观仅见皮壳，俗称"虾皮"；大者，20～25 厘米，重达 100 克以上。我国福建的明虾（又称对虾），每对可达 250 克左右，肉色透明，肥嫩鲜美，是虾中珍品。虾肉富含蛋白质，鲜虾的蛋白质含量可达 20% 左右，虾干可达 58% 以上。脂肪和糖类含量不高，一般不超过 3%。钙、磷、铁等矿物质含量丰富。在鲜虾中含有较多的维生素 A 及少量 B 族维生素。

第四节　蛋类营养价值和作用

蛋类包括鸡蛋、鸭蛋、鹅蛋和其他禽类的蛋。蛋类的结构基本相似，主要有蛋壳、蛋清和蛋黄三部分组成。蛋壳位于蛋的最外层，在蛋壳最外面有一层水溶性胶状黏蛋白，对防止微生物进入蛋内和蛋内水分及二氧化碳过度向外蒸发起着保护作用。当蛋生下来时，这层膜即附着在蛋壳的表面，外观无光泽，呈霜状，根据此特征，可鉴别蛋的新鲜程度。如蛋壳外表面呈霜状，无光泽而清洁，表明蛋是新鲜的，如无霜状物，且油光发亮不清洁，说明蛋已不新鲜。由于这层膜是水溶性的，在储存时要防潮，不能水洗或雨淋，否则会很快变质腐坏。蛋清位于蛋壳与蛋黄之间，主要是卵清蛋白，遇热、碱、醇类发生凝固，遇氯化物或某些化学物质，浓厚的蛋白则水解为水样的稀薄物，根据这种性质，蛋可加工成松花蛋和咸蛋。蛋黄呈球形，由两根系带固定在蛋的中心。随着保管时间的延长和外界温度升高，系带逐渐变细，最后消失，蛋黄随系带变化，逐渐上浮贴壳。

一、鸡蛋

鸡蛋蛋白质的含量因产地不同和蛋的部位不同而有差异。全鸡蛋的蛋白质含量为 10%～15%，蛋清中略低，蛋黄中较高，加工成咸蛋或松花蛋后，变化不大。蛋白质氨基酸组成与人体需要最接近，因此生物价也最高，达 94，是一般谷类食物蛋白质的 1.5 倍，豆类的 1.6 倍，鱼和肉类的 1.2 倍，其中蛋氨酸含量较高，与含蛋氨酸较少的豆类食物混合食用，能提高豆类蛋白质的营养价值。脂肪的含量为 11%～15%，主要集中在蛋黄内，蛋清中几乎不含脂肪。蛋黄中还含有磷脂酰胆碱和胆固醇，胆固醇含量极高，达 1 705 毫克/100 克，是猪肝的 7 倍、肥猪肉的 17 倍、黄鱼的 21 倍、牛奶的 120 倍。加工成咸蛋或松花蛋后，胆固醇含量无变化。维生素也几乎都集中在蛋黄内，其中维生素 A、维生素 D 和核黄素含量丰富，也含有硫胺素和烟酸，但量较少。矿物质有磷、铁、钾、镁、钠和硅等。在咸蛋中，钙的含量明显提高，可达 512 毫克/100 克，比未加工的鲜蛋高 10 倍以上。鸡蛋的糖类含量不多，一般为 1%～3%。鸡蛋的吃法很多，煎、炒、蒸、煮及做各种汤均味美可口，还可做成蛋卷、蛋糕、饼干等各种糕点食品。在生鸡蛋蛋清中，含有抗生物素蛋白和抗胰蛋白酶。抗生物素蛋白能与生物素在肠道内结合成人体难以消化吸收的化合物，从而引起人体缺乏生物素，产生食欲不振、全身无力、毛发脱落、皮肤发黄、肌肉疼痛等症状。抗胰蛋白酶又能抑制胰蛋白酶的活力，从而妨碍蛋白质消化吸收，故不宜吃生鸡蛋清。鸡蛋煮熟后，这两种有害物质因受热破坏，同时使蛋白质的致密结构变得松散，更易于人体消化吸收。但是鸡蛋也不要加热过度，因为加热过度会使蛋白质过分凝固，甚至变硬变韧，形成硬块，而影响食欲及消化吸收。鸡蛋的营养成分比较全面而均衡，人体需要的营养几乎都存在，是理想的天然食品，但蛋黄中含有较高的胆固醇，因而被视为导致高血脂、冠心病、动脉粥样硬化的危险因素，所以许多医生规定，凡有上述疾病患者要"禁食鸡蛋"。但是也有人持有异议，认为鸡蛋黄中除胆固醇外，也含有大量的磷脂酰胆碱，磷脂酰胆碱对心血管疾病的病人有治疗作用。据研究，每人每日吃 1 个鸡蛋对血清胆固醇无明显升高。

二、鸭蛋

鸭蛋的营养成分与鸡蛋相似，只是蛋白质含量不如鸡蛋的高，为 8.7% 左右；糖类的含量比鸡蛋多，为 10% 以上。鸭蛋的体积和重量比鸡蛋大，味不如鸡蛋鲜美，一般多加工成咸蛋和松花蛋食用。

第五节　乳类及其制品的营养价值和作用

乳类按其来源，主要分为牛乳、羊乳、马乳等，日常饮用以牛乳为主。乳制品主要有奶粉、酸奶、奶酪、奶油等。

一、牛奶

牛奶具有很高的营养价值，不仅是婴儿的主要食物，也是老、弱、病人的营养食品。牛奶中蛋白质含量为 3%左右，蛋白质组成以酪蛋白为主占 86%，其次是乳清蛋白约 9%，乳球蛋白较少约 3%，此外，还有免疫球蛋白和酶类等。牛奶蛋白质的生物价为 85，仅次于蛋类，其中赖氨酸含量较高，能补充谷类蛋白质中赖氨酸的不足。牛奶的脂肪含量为 3%～4%，其中低熔点的油酸占 33%。脂肪颗粒很小，呈高度分散状态，所以消化吸收率较高。乳脂中有亚油酸及磷脂酰胆碱，也含有胆固醇，但量较少，仅含 13 毫克/100 克。牛奶中的糖类含量为 5%，主要是乳糖。乳糖有调节胃酸、促进胃肠蠕动和消化腺分泌作用，还能助长乳酸杆菌的繁殖、抑制腐败菌的生长。维生素的含量受很多因素的影响，可因奶牛的饲养条件、季节和加工方式不同而异。维生素 A 和胡萝卜素在牛棚中饲养的奶牛奶中含量较低，在牧场放牧的较高。在有青饲料季节，胡萝卜素和维生素 C 的含量较高，夏日日照多，维生素 D 含量较高。此外，牛奶也是核黄素、硫胺素和烟酸的良好来源。牛奶中所含的矿物质中以钙、磷、钾等为高，特别是钙，不仅量高，吸收利用率也高，是钙的良好来源。但是牛奶中铁的含量少，所以喂养婴儿时，要注意补充果汁、菜泥，以增加铁的供给。此外，奶中成碱元素多于成酸元素，因此牛奶属于碱性食品。牛奶在保存时应避光，以保护其中的维生素。有人发现，鲜牛奶经日光照射 1 分钟后，B 族维生素很快消失，维生素 C 也所剩无几。即使在微弱的阳光下，经 6 小时照射后，B 族维生素也仅剩一半，而在避光器皿中保存的牛奶不仅维生素没有消失，还能保持牛奶特有的鲜味。

二、乳制品

(一)奶粉

是指原料乳经灭菌、浓缩、喷雾干燥制成的粉状产品。通常分为全脂奶粉、脱脂奶粉、全脂加糖奶粉和调制奶粉四种。

1. 全脂奶粉

鲜奶消毒后，除去 70%～80%水分，采用喷雾干燥法，将液态奶喷成雾状微粒。生产的奶粉溶解性好，对蛋白质的性质，奶的色、香、味及其他营养成分影响很小。

2. 脱脂奶粉

生产工艺同全脂奶粉，但原料奶经过脱脂过程。由于脱脂使脂溶性维生素受到损失，此种奶粉适用于腹泻的婴儿及需要控制脂肪的人。

3. 全脂加糖奶粉

原料同全脂奶粉，但在鲜奶中添加一定量的蔗糖，故糖分含量较高。

4. 调制奶粉

又称人乳化奶粉。这种奶粉是以牛乳为基础，按照人乳的组成和特点，加以调制而成，使各种营养成分的种类、含量和比例接近人乳，如改变牛乳中酪蛋白含量和酪蛋白与乳清蛋白的比例，补充乳糖的不足，以适当的比例强化维生素和微量元素等。

(二)酸奶

酸奶是一种发酵奶制品，是以鲜奶、脱脂奶、全脂奶粉、脱脂奶粉或炼乳等为原料，接种乳酸菌，经过不同工艺发酵而成，以酸牛奶最为普遍。奶经乳酸菌发酵后，乳糖变成乳酸，蛋白质凝固和脂肪不同程度水解，形成独特的风味，备受食用者的喜爱。酸奶营养好，易消化吸收，还可刺激胃酸分泌。乳酸菌中的乳酸杆菌和双歧杆菌在肠道内生长繁殖，可抑制腐败菌的生长繁殖，调整肠道菌相，防止腐胺类对人体产生的不利影响，对维护人体健康有重要作用。酸奶适合于婴幼儿、老年人，并能使乳糖不耐症者减轻不良反应。

（三）其他

其他奶制品主要有奶酪、奶油、炼乳等。奶酪也称干酪，是原料乳经消毒后，再用乳酸菌发酵的产品，富含蛋白质和脂肪。奶油又称黄油，是指将消毒乳离心分离成稀奶油和脱脂奶，然后以发酵或不发酵的稀奶油为原料制成的固态产品，脂肪含量一般达 80％～83％。炼乳是一种浓缩乳，主要有甜炼乳、淡炼乳，甜炼乳蔗糖含量高达40％～45％，食用前需加大量水冲淡，造成蛋白质等营养成分相对降低，故不宜用于喂养婴儿。

第六节　其　他

一、食盐

食盐根据产地不同，分为海盐、井盐、池盐等。它们不仅是人类膳食中必不可少的重要调味品，也是维持正常机体生理功能不可缺少的物质。食盐的主要成分是氯化钠，同时含有少量钾、钙、镁等元素，在海盐中还含有较多的碘。钠和钾对维持细胞内、外正常的水分分布，促进细胞内外物质交换起重要作用。钠过多过少都会直接影响到细胞的正常生理功能。氯是胃酸的主要原料，体内缺少氯，胃液分泌减少，将引起食欲不振、消化不良。由于出汗和排尿，体内每日都有一定量盐分排出体外，因此每日都必须补充盐。一般人 3～5 克/日即可满足正常需要，但由于生活习惯和口味的不同，实际食盐摄入量因人因地可有很大差别。一般人每人吃 10～15 克/日，个别人甚至吃到 20 克/日以上。盐对机体十分重要，但并非吃盐越多越好。早在 50 年前，人们发现食盐摄入量过高是高血压发病率高的一个重要因素。这是因为钠盐在内分泌作用下，引起小动脉痉挛以加速肾小动脉硬化，从而使血压增高。但是最近有研究指出，饮食中的钙和钾过低易引起高血压，而不只是钠摄入过多引起的。人们为预防高血压而采取的低盐饮食，会有意无意地限制其他营养素的摄入。因此主张不能对所有人都无区别地提倡低盐饮食，尤其对健康人。这一认识是对传统观点的挑战，已引起广泛的关注和重视。由此可见，高血压的病因还有待进　步深入研究。

二、醋

醋又名食醋、米醋、酸醋等。其中以汁浓、味厚、陈久者为上品。如山西的老陈醋、四川的保宁醋、镇江的香醋，其色浓而味鲜，驰名中外。醋的主要成分是醋酸，此外还含有少量乳酸、苹果酸、柠檬酸、琥珀酸等有机酸。醋在发酵过程中，少量酒精与有机酸结合成芳香酯类，故醋有一定香味。原料中的蛋白质被曲种中的蛋白酶分解为氨基酸，使醋具有鲜味。醋的用途很广，可调味，又可杀菌，还可入药。醋可除腥去腻，增加食物的色、香、味。烧鱼、烧排骨时放些醋，可使肉烂骨酥，其中钙、磷也可溶解在汤里，易被人体吸收。节日宴庆，食油腻过多，吃些醋可以解腻；饮酒过度，喝几口醋，可助醒酒。炒菜时放少许醋，可保护蔬菜中维生素免受破坏。醋对链球菌、肺炎球菌、白色葡萄球菌及流感病毒等都有一定杀灭作用。有人实验，将伤寒、副伤寒沙门氏菌置食醋中 10 分钟，即可被杀灭。醋还可治病，民间常以醋或醋泡某些中药治疗体癣、手足癣。喝醋可驱除肠道蛔虫，每日食醋泡花生米数粒，可降血压及血中胆固醇浓度。

三、蜂蜜

蜂蜜是由蜜蜂采集花蜜酿制而成的。由于各种植物开花季节及植物种类不同，蜂蜜在质量上也略有差异，其中以枣花蜜质量为优。

蜂蜜中含有 60 多种有机成分。主要成分是糖类，其中果糖占 39％、葡萄糖占 34％、蔗糖占 8％，故蜂蜜味甜而鲜美。其次是蛋白质、糊精、脂肪、多种有机酸、多种酶类、多种维生素。有机酸主要是苹果酸、乳酸、甲酸等。酶类有氧化酶、还原酶、过氧化酶、转化酶、淀粉酶等。矿物质以钾、钙、镁、硅、铁、铜、锰较多。多种维生素中，硫胺素、核黄素、吡哆醇、维生素 D、维生素 E、维生素 K、烟酸、泛酸等较多。此外，蜂蜜还含有天然芳香化合物、色素、蜡质等。

蜂蜜所含的营养素种类多，含量丰富，自古作为滋补益寿上品。现代医学发现，蜂蜜中含有抗生素和甲酸，具有较强的杀菌和抑菌能力，可杀灭伤寒、副伤寒、痢疾、肠炎等细菌。古今临床经验表明，蜂蜜适用于治疗肝炎、肝硬化、脂肪肝、高血压、动脉硬化、糖尿病、神经衰弱、胃炎、溃疡病、贫血、肺结核、慢性支气管炎、便秘等许多疾病。工蜂咽腺还能分泌出一种浆液，叫蜂乳，是蜂王的食品，又称蜂王浆或王浆蜜。蜂乳色乳白，略带微黄，半透明，味略酸，其营养价值比蜂蜜高得多，其有效成分高达 70 多种。据研究，蜂乳有促进生长、促进新陈代谢、增加机体抵抗力、刺激生殖功能、促进造血、修复组织、调节神经、扩张冠状动脉、降低血糖及灭菌等作用。此外蜂蜜还具有抗癌和延缓衰老等功效。

第五章　营养素缺乏和过剩的影响

营养是关系人们身体素质的大事，营养缺乏与过量均对人体健康产生不良影响，直接造成人口素质下降，甚至危及生命。近几年，我国城乡居民的膳食、营养状况有了明显改善，但是一些与营养素缺乏和过剩有关的疾病，如缺乏维生素造成的抗病能力下降（经常性感冒）和过多的摄取能量食物引起的肥胖综合征等病症都在不断增加。因此，目前我国居民正面临着营养缺乏与过量的双重挑战。

第一节　营养素缺乏的原因

营养素缺乏的原因是多方面的，膳食营养素的供给与人体组织需要之间的不平衡是造成营养素缺乏的主要原因，其次有人体消化系统吸收原因和人们对食物主观选择的原因等。

一、食物供给严重不足

1. 一些灾难性事件如旱灾、水灾、战争、地震和社会动乱等，造成食物的严重短缺。

2. 一些发展中国家，人口众多土地又相对减少，科技和经济落后等，造成的食物生产和供给不足。

3. 人为主观控制，如减肥和厌食。

二、食物中营养素缺乏

(一)天然食物某些营养素缺乏

长期单纯摄入香蕉、红薯、木薯等食物会造成优质蛋白、脂溶性维生素等摄入不足，引起营养素的缺乏，另外，由于某些地方的土壤缺乏某些矿物质元素引起矿物质营养素的缺乏：如我国东北三省、陕西、四川等克山病流行地区的水和粮食中硒含量极低；在内蒙古、河北、新疆、甘肃、云南等甲状腺肿流行地区粮食和土壤中碘缺乏比较严重。

(二)饮食方式不科学

1. 食品搭配不均衡

由于营养知识的匮乏导致的一系列不良饮食习惯，认为如今条件好了吃的是大鱼、大肉、牛奶、面包，喝的是咖啡、好酒就是好营养、好生活，谁知道这样会因为缺乏新鲜蔬菜和水果而患上维生素 C 缺乏症。另外，禁食和忌食某些食物或者从小养成不良的偏食习惯，如不吃鸡蛋、鱼、肉、胡萝卜、葱、姜、蒜、生蔬菜等，均能减少一些营养素的来源引起营养素缺乏。

2. 过度食用精制的食品

精制白糖和精白米面的矿物质和维生素比不精制含量少，但它又是人们的主食，这样从比例上就减少了其他营养素的摄入，特别是维生素 B_1。

3. 烹调过程中营养素的破坏和损失

在烹调过程中，由于温度过高，加热时间过长，调味品使用不得当等，食物中的维生素 A、维生素 C、维生素 E 和维生素 B_1 容易受到破坏。当水煮食物时，一些水溶性维生素和矿物质常常被溶解于水中而被丢掉，都造成营养素的破坏或损失，人为导致了营养素缺乏。

三、营养素吸收利用障碍

一般健康个体对每一种营养素的吸收有一个正常的生理性吸收范围，脂肪、蛋白质、碳水化合物、碘、硒、钠、钾、维生素 C 和水的吸收大于 90%，铁和铬的吸收小于 10%。一些营养素的吸收也受个体营养状态及生理情况的影响，如果某种营养素缺乏时，机体效率将提高，反之吸收下降，如铁、锌等；妇女在妊娠和哺乳时营养素的吸收比平时要大得多。

(一)食物因素

食物因素可影响营养素的正常吸收。天然食物中存在干扰营养素吸收和利用的物质，如茶和咖啡中的多酚限制了铁的吸收；草酸限制了钙的吸收；纤维素限制了维生素和维生素前体 β-胡萝卜素的吸收；树脂限制了脂肪和脂溶性维生素的吸收等。营养素之间也存在相互拮抗作用，如过量钙可以限制铁和锌的吸收，过量锌限制铜的吸收等。

(二)胃肠道功能

胃、胰腺、胆道等疾病或消化酶的分泌都将严重影响食物的消化，使脂肪、碳水化合物、肽和氨基酸甚至维生素和无机盐无法吸收。

(三)药物影响

药物可直接影响营养素的吸收利用，如磺胺类可对抗叶酸，并抑制其吸收；新霉素、秋水仙碱造成绒毛的结构缺陷和酶的损害，使脂肪、乳糖、维生素 B_{12}、无机盐等吸收不良。

四、营养素需要量增加

在人体生长发育旺盛期及妊娠、哺乳等生理过程中，营养素需要量明显增加；高能量代谢如甲状腺功能亢进和慢性阻塞性肺病对营养的需要量增加，慢性消耗性疾病如结核病及某些肿瘤性患者对营养素的需要量增加。

五、营养素的破坏或丢失增加

营养素的破坏增加，可发生在消化道吸收之前或吸收之后。维生素 B_1 与维生素 C 在碱性溶液中不稳定，在胃酸缺乏或用碱性药物治疗时可造成此类维生素的大量破坏。若维生素 B_1 置于 pH1.5~3.0 的胃液中，在 37℃ 保温 16 小时，仍很稳定；若服用抗酸剂，则维生素 B_1 可完全被破坏。在口服维生素 B_1 的同时，若给予碱性药物，则患者尿中维生素 B_1 的排出量也因破坏而减少。维生素 C 在 pH7.95 的胃液中，3 小时有 65% 被破坏。因此胃酸不足的患者，虽然摄取大量的维生素 C，但仍有维生素 C 缺乏的症状发生。

营养素的丢失增加有时是机体多方面损害的结果。铁丢失的增加可因外伤或身体其他部位的出血，如胃和十二指肠溃疡、肿瘤、寄生虫、月经过多、分娩、肾外伤、血吸虫病等均可加速缺铁性贫血的发生。血液中的红细胞的快速溶血（药物介导，铜过量，损伤，发热，疟疾）导致了血红蛋白尿是另一个经肾丢失铁的途径。

第二节　营养素缺乏症

营养素缺乏症指长期严重缺乏某一种或多种营养素因此而引起人体出现各种相应的医学临床表现或病症。

一、蛋白质－营养不良

(一)病因

1. 蛋白质摄入严重不足。

2. 需要量增加。

(二)症状

1. 生长发育迟缓、智力下降。

2. 贫血、水肿、头发脱落。

3. 抵抗力下降、黏膜发炎。

4. 体重减轻、容易疲劳。

(三)预防与治疗

二、维生素 A 缺乏病

维生素 A 缺乏病(Vitamin Adeficiency)是世界卫生组织确认的世界四大营养缺乏病之一，是一种因体内维生素 A 缺乏引起的以眼、皮肤改变为主的全身性疾病。全世界维生素 A 缺乏每年可造成 100 万～250 万人死亡，50 万学龄前儿童因维生素 A 缺乏而致盲，因维生素 A 缺乏而导致的眼干燥症高达 1 000 万人以上。我国曾进行为期 4 个月的全国儿童维生素 A 缺乏情况调查，发现维生素 A 缺乏儿童占 11.7%，可疑缺乏者占 39.2%。我国为中度儿童维生素 A 缺乏国家，其中西部地区农村为重度缺乏地区。在发达国家，虽然严重的维生素 A 缺乏病不多，但临床型的病例并不少见。因此，维生素 A 缺乏已成为全球性的营养问题之一。

(一)缺乏原因

1. 摄入不足

长期以糕、面糊等谷物、脱脂乳或炼乳喂哺小儿而未及时添加辅食品；不吃荤菜的不良饮食习惯；贫困、战争和灾荒等导致食品短缺造成机体对维生素 A 摄入不足，不能满足生理需要等。

2. 吸收利用障碍

慢性消化道疾病如慢性腹泻、慢性痢疾、结肠炎等均可影响维生素 A 的消化、吸收和贮存；长期服用石蜡油通便也可影响维生素 A 的吸收。肝胆系统疾病如肝胆道阻塞性疾病(胆囊炎、胰腺炎、胆管阻塞等)致使胆汁酸分泌入肠道减少甚至缺乏从而影响小肠对视黄醇的消化、吸收等。

3. 需要量增加

生长发育迅速的早产儿、重体力劳动者、急慢性消耗性疾病及各种传染病等均可使机体对维生素 A 的需要增多，易造成维生素 A 的相对缺乏。

4. 代谢障碍

甲状腺功能低下和糖尿病时，β-胡萝卜素转变成维生素 A 障碍等。

5. 其他营养素的影响

缺乏蛋白质和锌可影响维生素 A 的转运和利用；维生素 E 可使维生素 A 在肠道内避免氧化破坏而增加其的吸收，如果维生素 E 不足，可使维生素 A 的吸收降低。蛋白质摄入不足时，可使维生素 A 的吸收、贮存、运送发生障碍，导致维生素 A 缺乏；而蛋白质摄入过多又可增加维生素 A 的利用，引起较多的消耗。因此，如果给营养缺乏的病人补充高蛋白膳食而没有同时给予维生素 A 的补充，可导致维生素 A 缺乏。

6. 其他因素

酗酒和长期使用一些药物如消胆胺、新霉素、秋水仙碱等均可导致维生素 A 的缺乏。

(二)临床表现

维生素 A 缺乏病以儿童及青年较多见，男性多于女性，其病变可累及视网膜、上皮、骨骼等组织以及免疫、生殖功能。

1. 眼部症状

眼部症状出现最早。在一些发展中国家，维生素 A 缺乏仍为致盲的重要原因。

(1)眼干燥症

维生素 A 缺乏时病人常感眼部不适、发干，有烧灼感，畏光、流泪，故本病又称为干眼病。当球结膜干燥时，失去正常光泽和弹性，透亮度减低并呈混浊的颜色，当眼球向左右转动时可出现球结膜的皱褶。维生素 A 缺乏时间较长时，在睑裂部球结膜靠近角膜缘处，有灰白色微小泡沫状小点散于表面，随后集成圆或卵圆形，或呈尖端向眼角的三角形，表面微隆起、干燥，不易擦去，即为毕脱斑。毕脱斑具有特征性，对维生素 A 缺乏的诊断有参考意义。

(2)夜盲症

夜盲是指在黑暗中看不见东西。在未发生夜盲前，先有暗适应障碍。暗适应是指从亮处进入暗处，眼睛在黑暗中需要适应一段时间才能看到物体的生理现象。这段在黑暗中不能看到东西的时间称暗适应时间。维生素 A 缺乏，视网膜上维持暗视觉的视紫红质生成障碍，影响视网膜对暗光的敏感度，导致暗适应能力降低以至夜盲。病人多在黎明及黄昏时看物不清，病情较重则发展为夜盲。

(3)角膜软化

维生素 A 缺乏严重时，初期会引起角膜干燥、角化，失去光泽，后期可出现软化、溃疡、穿孔，导致失明。

2. 皮肤症状

起初时仅较正常干燥，以后由于毛囊上皮角化，出现角化过度的毛囊性丘疹，以上臂后侧与大腿前外侧最早出现，以后逐渐扩展到上、下肢外侧，肩和下腹部，很少累及胸、背和臀部。丘疹呈圆形或椭圆形，针头大小，坚实而干燥，暗棕色，去除后留下坑状凹陷，无炎症。由于皮脂腺分泌减少，皮肤干燥并有皱纹，因其外表与蟾蜍的皮肤相似，所以又称"蟾皮症"，严重时皱明显如鱼鳞。

3. 骨骼系统

维生素 A 缺乏时，在儿童可表现为骨组织停止生长，发育迟缓。另外，可出现齿龈增生角化，牙齿生长延缓其表面可出现裂纹并容易发生龋齿。

4. 生殖功能

维生素 A 缺乏，可影响女性受孕和怀胎，或导致胎儿畸形和死亡；男性发生精子减少，性激素合成障碍，从而影响生殖功能。

5. 免疫功能

维生素 A 缺乏可使机体细胞免疫功能低下，患儿易发生呼吸道感染及腹泻等。

(三)诊断和鉴别诊断

根据维生素 A 缺乏病的临床表现，维生素 A 摄入情况、病史，特别是眼部和皮肤的改变，诊断一般较易。早期发现早期治疗可防止眼部的后遗症，以下检查有助于早期诊断。

1. 血清视黄醇含量

正常成年人血清视黄醇浓度为 $1.05 \sim 3.151\ \mu mol/L$。WHO 文件认为：血清视黄醇浓度低于 $0.35\ \mu mol/L$ 时，表示机体视黄醇缺乏；低于 $0.70\ \mu mol/L$ 为不足。但是，当机体血清视黄醇含量开始下降时，其肝的贮存已接近耗尽。

2. 暗适应能力测定

暗适应降低可作为早期诊断维生素 A 缺乏的依据。国内多测定暗适应恢复时间，即经强光漂白后的眼睛在黑暗中观察到极微弱光源所需的时间。维生素 A 缺乏者，暗适应时间延长。测定结果应排除受眼睛疾患、血糖过低和睡眠不足等与维生素 A 无关的因素影响。

3. 生理盲点

生理盲点的变化对判断人体维生素 A 的缺乏程度是一个较灵敏的指标，正常人生理盲点面积约为 $1.8m^2$，维生素 A 不足，生理盲点扩大。

4. 眼结膜印迹细胞学法

为一新发展的技术，对发现早期角膜组织异常有一定帮助。在维生素 A 缺乏期间，眼结膜杯状细胞消失、上皮细胞变大且角化。

5. 尿液上皮细胞检查

取 10ml 新鲜、清洁中段尿，加 1% 甲紫溶液数滴。计数上皮细胞，超过 3 个$/mm^3$，排除尿路感染后，可认为是维生素 A 缺乏。

本病皮肤表现需注意与下列疾病引起的皮疹相鉴别：

(1)银屑病

发病部位不定，以四肢伸面、头部和背部多见，基底淡红色炎性浸润，上被多层银白色鳞屑，剥离后可见点状出血，病程长，一般冬重夏轻，易反复。

(2)维生素 C 缺乏病

有维生素 C 摄入不足史，毛囊角化见于四肢伸侧、腹部等处，形成角栓，毛囊周围有淤斑并易出血等表现。毛发卷曲于毛囊周围称为螺旋状毛发。

(3)毛发红糠疹

多发于四肢伸侧、躯干、颈旁和臀部毛囊角化性丘疹，呈圆锥形，丘疹可互相融合成黄红色或淡红色鳞屑性斑片。常有掌跖红斑角化，与营养无关，血中维生素 A 水平正常。

(4)毛周角化病

多发生于上臂及股外侧毛囊角化性丘疹而无其他伴发症状，与营养无关，血中维生素 A 水平正常。

(四)治疗

1. 消除病因，积极治疗原发疾病

及时寻找导致维生素 A 缺乏的原发病因，如痢疾、慢性腹泻、胆囊炎、发热等，给予治疗或去除。纠正偏食、挑食等不良饮食习惯。

2. 补充维生素 A

单纯因摄取量不足而致维生素 A 缺乏者，临床可按缺乏程度轻重给予适当剂量维生素 A。另外，要给予富有维生素 A 的食物，如动物肝脏、蛋黄、胡萝卜、菠菜、韭菜、荠菜、莴苣叶、金针菜或干果类等。

3. 对症治疗

有眼干燥症时双眼可滴消毒的鱼肝油及消炎眼药水防止继发感染。有角膜溃疡者须经眼科及时治疗防止虹膜脱出及黏连。给予维生素 A 治疗时，如同时补充维生素 E 和锌，可提高疗效。

(五)预防

1. 摄入含维生素 A 丰富的食物如动物性食品(肝脏、鱼类、蛋类、肉类、禽类、奶类及其制品等)，深绿色蔬菜、胡萝卜、番茄、红薯等食物，养成不偏食、不挑食的习惯。

2. 监测易感人群的维生素 A 营养状况包括对婴幼儿、儿童、孕妇、乳母等易感人群进行暗适应能力、眼部症状、血清视黄醇含量等方面的监测，及时发现亚临床的缺乏者，及时给予纠正。

3. 对易患人群进行干预。近来研究表明，在维生素 A 缺乏地区，每年或半年 1 次口服 30 万单位视黄醇油滴，可以起到预防作用。

4. 选用维生素 A 强化食品适当选用膳食补充剂和维生素 A 强化食品，以提高维生素 A 的摄入量。

三、维生素 D 缺乏病

维生素 D 是人类生命所必需的营养素，是钙平衡的最重要生物调节因子之一。维生素 D 缺乏病根据年龄不同有不同的临床表现。婴幼儿时期维生素 D 缺乏可导致佝偻病的发生；成人阶段的维生素 D 缺乏则形成骨软化症。与骨软化症相比，佝偻病具有很高的发病率，维生素 D 缺乏病主要发生在生活在气温偏低、日光照射不足的地区、食物缺乏维生素 D 来源的人群中，特别是在婴幼儿、家庭妇女和老年人。根据我国 1977～1983 年的调查，3 岁以下婴幼儿佝偻病的患病率平均为 40.7％，其中 80％的发病年龄在 1 岁以内，北方地区明显高于南方地区。

(一)缺乏原因

阳光照射不足、维生素 D 及钙、磷的原发性缺乏和代谢异常可导致维生素 D 缺乏。

(二)临床表现

1. 佝偻病

佝偻病的临床表现主要是神经精神症状和骨骼的变化。

(1)神经精神症状

表现为多汗、夜惊、容易激怒和环形脱发等。

(2)骨骼表现

1)肋骨串珠

在肋骨与肋软骨交界区呈钝圆形隆起，外观似串珠以第 7～10 肋最显著。也可向内隆起压迫肺而致局部肺不张，易患肺炎。

2)胸廓畸形

1 岁以内的患儿肋骨软化，胸廓因受膈肌收缩而内陷，呈现沿胸骨下缘水平的凹沟，称为赫氏沟。2 岁以上患儿可见有鸡胸等胸廓畸形；剑突区内陷，形成漏斗胸。

3)四肢及脊柱

由于骨骼软化，上下肢均可因承重而弯曲变形；婴儿爬行时可发生上肢弯曲，较大的儿童站立行走时则发生下肢变曲，出现"O"型腿或"X"型腿。脊柱受重力影响可发生侧向或前后向弯曲；骨盆前后径短，耻骨狭窄。佝偻病也可导致胫骨弯曲及扁平足。严重的佝偻病儿容易发生骨折。另外，长骨干骺端肥大，以腕部明显，桡骨、尺骨端呈钝圆形隆起，形似"手镯"与"足镯"(6 个月～3 岁的重度佝偻病儿多见)。

(3)其他表现

佝偻病儿一般发育不良，神情呆滞，条件反射建立缓慢且不巩固。能直立行走的时间也较晚。由于低血钙，6 个月以下的小儿常出现肌痉挛或手足搐搦，更大些的儿童可有骨痛、骨变形等表现。由于胸廓畸形，呼吸运动受限制，病儿容易继发肺部感染。也常见消化系统的功能障碍。

2. 骨软化症

发生于成年人，多见于妊娠多产的妇女及体弱多病的老人。最常见的症状是骨痛、肌无力和骨压痛。发病初期，骨痛往往是模糊的，常在腰背部或下肢，疼痛部位不固定，其发作也没有一定的规律性，一般在活动时加重，但没有明显的体征。肌无力是维生素 D 缺乏的一个重要表现，初期患者的感觉是上楼梯或从坐位起立时吃力，病情加剧时行走困难。在骨痛与肌无力同时存在的情况下，患者步态特殊，被称为"鸭步"(或"企鹅"步态)。重度者有脊柱压迫性弯曲、身材变矮、骨盆变形等现象。体检时，骨软化症患者的胸骨、肋骨、骨盆及大关节处往往有明显压痛，有些患者会出现自发性、多发性骨折或假性骨折。

成年人在维生素 D 缺乏时可发生骨软化症，特别是妊娠、哺乳期妇女和老年人，主要表现为骨骼软化、变形，易折断，严重时发生骨骼脱钙，骨质疏松，有自发性、

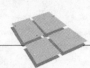

多发性骨折。

(三)诊断与鉴别诊断

1. 诊断

维生素 D 缺乏病需要根据病史、症状、体征、化验及 X 线检查等作出全面的诊断。

(1)病史凡早产、双胎、人工喂养，接受日照少，经常患病及生长发育快的婴幼儿，若出现上述临床表现，需做进一步检查。

(2)实验室检查碱性磷酸酶活性升高在佝偻病病程中出现较早，而恢复最晚，故在临床诊断及治疗观察中价值较大。

对于临床症状和体征表现不典型的亚临床佝偻病，可测定血清中 25-$(OH)D_3$ 水平，正常值为 $10 \sim 80 mmol/L$，典型佝偻病病人几乎为零，亚临床佝偻病病人也显著下降，经维生素 D 治疗后可显著回升，因此为敏感而可靠的生化指标。

(3)X 线检查 以骨骼发育较快的长骨的 X 线改变为明显，尤以尺桡骨远端及胫腓骨近端更为明显，各期 X 线表现为：初期或轻症者的改变不显著，干骺端钙化预备线可有轻度模糊，以尺桡骨端为明显。重症期：干骺端钙化预备线消失，呈毛刷状，常有杯口状凹陷；骺线显著增宽，骨质稀疏，皮质变薄，可伴有不完全性骨折及下肢弯曲畸形。恢复期：钙化预备线重新出现，但仍不太规则，杯口状改变渐消失，骨密度渐恢复正常。

2. 鉴别诊断

(1)克汀病(呆小病) 系先天性甲状腺功能不全引起，具特殊面容和体态：眼裂小、眼距宽、鼻根宽平、舌头常伸出口外，四肢短小、躯干相对较长，头发稀疏，皮肤干、粗，可有黏液性水肿。表情呆滞，智力明显低下。X 线可见骨龄明显落后，但血钙、磷正常，碱性磷酸酶活性降低，均可与佝偻病鉴别。

(2)脑积水均匀性头颅增大，呈进行性，伴前囟门增大、膨隆，颅骨缝分离，两眼下视呈"落日状"，严重者有视神经乳头水肿、呕吐、肢体痉挛等颅压增高征候。

(3)软骨营养障碍为遗传性软骨发育障碍性疾病，有头大、前额及下颌突出，鼻根平坦的特殊面容，四肢及手指短粗、五指齐平，上身量与下身量显著不成比例，腰椎前凸、臀后凸。血钙、磷正常。X 线见骨干粗短、干骺端增宽，无佝偻病典型改变。

(四)治疗和预防

佝偻病的治疗应贯彻"关键在早，重点在小，综合治疗"的原则控制活动期，防止畸形和复发。紫外线照射和选用维生素 D 丰富的食品，对佝偻病的治疗有积极作用，使用维生素 D 制剂还是最主要的治疗措施。在疾病初期或活动期可口服或肌内注射维生素 D 制剂，但要注意预防维生素 D 过量引起中毒。在恢复期可使用"夏季晒太阳，冬季服 AD"的办法。后遗症期无需药物治疗，但要注意加强体格锻炼，对骨骼畸形者采取主动或被动方法矫正，胸部畸形可做俯卧位抬头展胸运动；下肢畸形可做肌肉按摩("O"型腿按摩外侧肌，"X"型腿按摩内侧肌)，增加肌张力以矫正畸形。

对佝偻病的预防要贯彻"系统管理，综合防治，因地制宜，早防早治"的原则，从孕产期开始，以 1 岁内小儿为重点对象，并应系统管理到 3 岁。从孕妇妊娠后期(7～9个月)开始，胎儿对维生素 D 和钙、磷需要量不断增加，要鼓励孕妇晒太阳，食用富含维生素 D 和钙、磷及蛋白质的食品，有低钙血症和骨软化症孕妇应积极治疗。对冬春妊娠或体弱多病的孕妇，可于妊娠7～9个月给予维生素D制剂，同时服用钙剂。

新生儿应提倡母乳喂养，尽早开始晒太阳。尤其早产儿、双胞胎及人工喂养儿或者冬季出生小儿，可于生后1～2周开始，给予维生素D制剂强化。有钙抽搐史或以淀粉为主食者，补给适量钙。除提倡母乳外，有条件地区，人工喂养者可用维生素D强化牛奶喂哺。

四、维生素 B_1 缺乏病

维生素 B_1 缺乏病(Vitamin B_1 Deficiency)临床上以消化系统、神经系统及心血管系统的症状为主。在我国南方本病的发病率较高，主要由于这些地区以精米为主食，且气候炎热潮湿，汗液中丢失的维生素 B_1 较多。另外，我国因广泛饮酒造成维生素 B_1 的亚临床缺乏者为数亦不少，应引起广泛的关注。

(一)缺乏原因

常见的维生素 B_1 缺乏的原因主要有以下几方面：

1. 摄入不足

由于维生素 B_1 在体内贮存有限且为水溶性，容易从肾脏、汗液排出，故需要每日不断地补充才能满足机体的需要。维生素 B_1 广泛分布于自然界植物和动物体内。谷类为我国大多数地区居民膳食维生素 B_1 的主要来源。米麦类加工过精，或米淘洗过多，习惯食捞饭弃去米汤，蔬菜切碎后浸泡过久，不食菜汤，或在食物中加碱烧煮等，均可使维生素 B_1 大量损失，导致其缺乏。单纯母乳喂养未加辅食，而乳母又缺乏维生素 B_1 时，则婴儿容易发生维生素 B_1 缺乏病。

2. 吸收利用障碍

食物中的焦磷酸硫胺素需转为硫胺素后才能被小肠吸收。胃肠道及肝胆疾病如胃酸分泌减少、吸收不良综合征、慢性腹泻、肠梗阻、慢性肝炎和肝硬化等均可使维生素 B_1 吸收和(或)利用障碍从而导致缺乏。

3. 需要量增加或消耗过多

长期发热、消耗性疾病、甲状腺功能亢进以及高温作业、重体力劳动、妊娠、哺乳等均可使维生素 B_1 需要量增多；糖尿病、尿崩症以及使用利尿剂，可使维生素 B_1 从尿中排出增多。如摄入量不相应增加，可致维生素 B_1 缺乏。

4. 抗硫胺素因子(ATF)

有些食物含有抗硫胺素因子，可使硫胺素变构而降低其生物活性。ATF有耐热和不耐热两种。不耐热ATF加热可使其破坏，存在于贝类、虾、淡水鱼(如青鱼、鲤鱼)的内脏、蕨类植物和一些海鱼中，如未经煮熟或生吃，可使硫胺素降低或失去活性；耐热的ATF已证明存在于蕨类植物、茶、槟榔、一些蔬菜和植物中，甚至一些动物体内。故进食含有耐热ATF的动物组织或蔬菜、植物等，或咀嚼槟榔、茶叶，或喝浓茶、咖啡等，即使摄入的维生素 B_1 达到推荐摄入量的要求，亦可导致缺乏。

5. 慢性乙醇中毒

在现代生活中，酗酒已成为引起维生素 B_1 缺乏病常见的原因之一，尤其在西方国家中常见。一方面，乙醇可使维生素 B_1 摄入减少并妨碍小肠对其吸收，因此酗酒者常存在一定程度的吸收不良与营养不良。另一方面，乙醇损害维生素 B_1 的正常代谢，使肝脏中硫胺素向焦磷酸硫胺素的转化减少，尤其是继发于酗酒的慢性肝病病人。此外，乙醇对神经系统有直接的毒性作用，可使其对维生素 B_1 的利用降低。

(二)临床表现

维生素 B_1 缺乏病的临床表现可因发病年龄及受累程度不同而异。婴幼儿起病较急，成年起病则较慢。一般可分为亚临床型、神经型(干型和脑型脚气)、心血管型(湿型脚气)。典型病人大多数同时出现神经系统、心血管系统两组症状，但也可以出现单一症状。而神经系统或心血管系统症状表现的严重程度，可能与病人缺乏维生素 B_1 的严重程度和持续时间，体力活动情况，摄入的能量等有关。如一个中等程度维生素 B_1 缺乏病的病人，从事较重体力劳动主要来自碳水化合物供能，则其临床表现倾向于心血管症状湿型脚气)，极少或几乎没有神经系统症状的发生。但在维生素 B_1 缺乏病同样程度的病人，如体力活动相对较少，能量摄入也较低，则主要出现神经系统症状(干型和脑型脚气)。

1. 亚临床型

可见于维生素 B_1 量不能满足机体的需要，持续 3 个月以上的病人。病人感觉疲乏无力、烦躁不安、易激动、头痛，恶心、呕吐、食欲减退，有时腹痛、轻泻或便秘、腹胀，下肢倦怠、酸痛。随病情发展出现神经或心血管型或二者兼有的症状。

2. 神经型

周围神经系统主要累及肢体远端，下肢发病较上肢早，且感觉异常先于运动障碍，呈上升性、对称性。初时，病人感觉下肢软倦、无力，有针刺或烧灼样感觉或过敏表现，肌肉酸痛，走路时尤甚，尤以腓肠肌最为明显，有时可有腓肠肌抽搐、痉挛甚至不能行走，腓肠肌常有按痛，病人蹲下时可因腓肠肌痛而不能起立。随着病情发展，病人常诉肢体麻痹，感觉障碍呈手套样或袜套样，触觉和(或)痛觉减弱以至消失。病情加重时，患者烦躁不安、声音嘶哑，继而神情淡漠、反应迟钝、嗜睡，严重时发生昏迷惊厥。

Wernicke 脑病(脑型脚气病综合征)为维生素 B_1 缺乏累及中枢神经系统的表现，较为罕见，多见于酗酒的病人。临床表现一般按以下顺序发展：呕吐，水平性或垂直性眼球震颤，以水平性为多见，由眼直肌无力引起的眼肌麻痹，跨越步态，共济失调，进行性精神衰退以至精神异常，最后可发展至昏迷及死亡。眼肌麻痹导致眼肌瘫痪时，眼球震颤可减轻。

3. 心血管型

维生素 B_1 缺乏病引起心功能不全高输出量、以右心为主的左右心室衰竭，而心脏能量不足，心肌受累，病人感觉心悸、气促、心前区胀闷，舒张压降低，脉压差增大。病情进一步发展，病人可因循环衰竭而死亡。心血管症状亦可呈急性爆发经过，以心肌病变为主要表现，称脚气冲心。表现为起病急骤，病人感觉呼吸困难，焦虑，烦躁不安，心率增快，心脏扩大，颈静脉充盈，静脉压增高，肝大，循环时间加快，肢端发绀呈袜套、手套样，可因心功能衰竭于几小时或几天内死亡，尤多见于婴幼儿。

水肿为湿型脚气病病人较常见的症状，有时即使心功能正常亦可有水肿出现。起初位于足踝部，皮肤略红，继而发展至小腿、膝、整个下肢甚至全身。严重者可有胸腔、心包腔、腹腔等处积液，并可迅速发展至循环衰竭以至死亡。水肿消退时，尿量增多而尿蛋白阴性是湿型维生素 B_1 缺乏症的特征。

4. 婴儿脚气病

多发生于出生数月的婴儿。病情急、发病突然、误诊时患儿可死亡。患儿初期有食欲不振、呕吐、兴奋、腹痛、便秘、水肿、心跳快、呼吸急促及困难，以心血管症状占优势。喉水肿而失声，形成独特的喉鸣(维生素 B_1 缺乏病哭声)。晚期可发生发绀、心力衰竭、肺充血及肝淤血。严重者可出现脑充血，脑高压，可导致强直痉挛，昏迷而死亡。症状开始至死亡 $1\sim2$ 天。治疗及时者可迅速好转，治疗延误病死率较高。

(三)诊断与鉴别诊断

1. 诊断

维生素 B_1 缺乏病的诊断主要根据膳食营养缺乏史和临床表现，详细询问患者的营养状况、饮食和饮酒习惯、工作的劳动强度以及有无影响维生素 B_1 吸收和需要量增加的疾病等。如有营养不良和(或)维生素 B_1 吸收不良、消耗过多等因素达 3 个月以上，应考虑本病的可能。结合临床表现，有无周围神经炎、腓肠肌压痛、感觉异常、跟腱及膝反射异常；有无进行性上升性水肿；心界扩大、心率增加等，必要时可根据对维生素 B_1 的治疗反应以及实验室检查等，确定诊断。目前临床应用较多的是尿中维生素 B_1 排出量和转酮醇酶活性系数分析。

(1)尿中维生素 B_1 排出量测定　正常人 24 小时尿维生素 B_1 的排出量与摄入量相关。维生素 B_1 缺乏的亚临床期病人，其 24 小时维生素 B_1 排出量甚低，临床期则几乎测不到。如成年人 24 小时尿维生素 B_1 排出量少于 $90\mu g$，或每小时夜尿排出量少于 $1\mu g$，或空腹 2 小时尿少于 $2\mu g$，可认为机体缺乏维生素 B_1。但测定时需注意 24 小时或每小时尿量的准确性，病人近期内是否使用过维生素 B_1 或使用促进维生素 B_1 排泄的药物，以免导致错误的判断。为此，可进行如下实验室检查：

1)4 小时负荷试验：成人 1 次口服 5mg 或肌注 1mg 维生素 B_1，留 4 小时尿，测排出硫胺素的量，$<100\mu g$ 为缺乏，$100\sim200\mu g$ 为不足，$>200\mu g$ 为正常。

2)任意一次尿维生素 B_1 与肌酐排出量的比值：由于尿肌酐具有排出速率恒定，且不受尿量多少的影响。因此可以用相当于含 1g 肌酐的尿中维生素 B_1 排出量的多少反映机体的营养状况，以每克肌酐维生素 B_1 的微克数表示。

(2)红细胞转酮醇酶活性系数或 TPP 效应　红细胞转酮醇酶活性系数(红细胞加入焦磷酸硫胺素孵育后的酶活性与未加入焦磷酸硫胺素孵育的酶活性之间的比值，以百分数表示)可反映机体储存硫胺素的情况。一般认为，转酮醇酶活性系数≥16％为不足，>25％为缺乏。

如无条件进行上述两项检查，可进行维生素 B_1 试验性治疗。病人于注射维生素 B_1 后，如心血管及眼肌麻痹等表现在 12 小时或更短时间内改善，也有助于诊断维生素 B_1 缺乏。

2. 鉴别诊断

有神经症状的病人，需注意与铅、砷中毒引起的神经病变鉴别。有水肿的症状，需与肾炎、肝病、蛋白质营养不良所致者鉴别。本病引起的心功能不全为高输出、双心室性心力衰竭，需注意与甲状腺功能亢进性心脏病、贫血性心脏病以及中毒性、病毒性心肌炎等鉴别。

单纯脑型或单纯心脏病型（尤其是暴发型）脚气病较易发生误诊，同时这两型均病情危重和发展快，故有可疑时应及时给予维生素 B_1 肌内注射，作为试验性治疗。

（四）治疗

1. 去除病因

治疗造成维生素 B_1 缺乏的原发疾病或诱因如消化道疾病、糖尿病、甲状腺功能亢进等。

2. 补充维生素 B_1

对一般患者，除改善饮食营养外，口服维生素 B_1 10mg/次（3次/天），同时可加用干酵母片及其他 B 族维生素。对急重患者应尽快注射大剂量维生素 B_1 150～100mg/d，7～14 天后可减少剂量，改为口服，直至病人完全康复。心血管症状，可在使用维生素 B_1 6～12 小时后得到明显改善。神经系统症状的改善需较长时间。Wernicke 脑病所表现的眼肌麻痹和凝视常在治疗第一天后缓解，眼球震颤、共济失调和精神异常则需几天至几周才可改善。有惊厥或心力衰竭时应同时对症治疗，进行抢救，尽量不用高渗葡萄糖液和肾上腺皮质激素，后者对抗维生素 B_1，也可加重病情。

（五）预防

1. 改良谷类加工方法，调整饮食结构

加强粮食加工的指导是预防维生素 B_1 缺乏病重要措施之一，防止谷物碾磨过细导致硫胺素的耗损。纠正不合理的烹调方法和不良的饮食习惯，如淘米次数不宜过多，煮饭不要丢弃米汤，烹调食物不要加碱等。建议经常食用一些干豆类和杂粮。不生吃有抗硫胺素因子的鱼类、贝类等。食物来源应多样化，用新鲜食物代替腌制食物。

2. 开展易感人群维生素 B_1 营养状况的监测和干预

开展对婴幼儿、儿童、孕妇、乳母等易感人群的监测，及时发现亚临床的缺乏者，给予纠正。在生长期、妊娠期、哺乳期、重体力劳动者、高温环境下生活及作业者或是患腹泻、消耗性疾病时，应注意增加维生素 B_1 的摄入量。有酗酒嗜好者，需戒酒并适时补充维生素 B_1。

3. 广泛开展健康教育活动

预防维生素 B_1 缺乏，关键在于加强营养知识的普及和教育推广，使居民能注意到食物的选择与调配。瘦肉及内脏维生素 B_1 含量较为丰富，豆类、种子或坚果类等食物也是硫胺素的良好来源，应多选择食用。

4. 维生素 B_1 强化食品

采用维生素强化食品措施，把维生素 B_1 强化到米面、面包、啤酒等食物中，提高食品维生素 B_1 的含量，满足人体每日的需要。

五、维生素 B_2 缺乏病

由于长期摄入维生素 B_2 不足而引起的缺乏病，称维生素 B_2 缺乏病。由于我国居民饮食组成的特点，该缺乏病在我国是一种常见的营养缺乏病，冬季的发病率远比其他季节要高。

（一）缺乏原因

人体内维生素 B_2 贮存很少，食物摄取过多时，即随粪便、尿排出体外。单纯的维生素 B₂ 缺乏很少见，通常是多种营养素联合缺乏。维生素 B₂ 缺乏也可影响其他营养素的摄取和利用。

1. 摄入不足

摄入不足仍是目前维生素 B₂ 缺乏的主要原因，包括食物摄取不足、烹调不合理、淘米过度、蔬菜切碎后浸泡等，食物在加热、暴露于阳光的过程中维生素 B₂ 被破坏，食用脱水蔬菜或婴儿所食牛奶多次煮沸等均可导致维生素 B₂ 摄入不足。

2. 吸收障碍

消化道系统吸收功能障碍，如长期腹泻、消化道或胆道梗阻、胆汁分泌受限、胃酸分泌减少、小肠恶性肿瘤或小肠切除等因素均可影响维生素 B₂ 的吸收。此外，嗜酒者也因肠道吸收减少与生物利用度降低可导致维生素 B₂ 不足。

3. 需要量增加或消耗过多

在妊娠、哺乳、寒冷、体力劳动、精神紧张等情况下，机体维生素 B₂ 需要量增加。在疾病过程中，例如高热、肺炎时，常因代谢加速、消耗增加，患者对维生素 B₂ 需要量增多；而另一方面却常因食欲不佳、恶心、呕吐等致摄入减少，而出现口角炎等维生素 B₂ 缺乏症状。

4. 药物影响

药物可干扰维生素 B₂ 的利用。如治疗精神病的药物，氯普马嗪、丙咪嗪和阿密替林等，癌症化疗药物阿霉素和抗疟药阿的平等均能抑制维生素 B₂ 转化为其有活性的辅酶衍生物。

（二）临床表现

维生素 B₂ 在体内耗竭的时间为 60～180 天，膳食中供应不足 2～3 个月后即可发病。维生素 B₂ 缺乏的临床症状不像其他一些维生素缺乏的症状那样特异。早期症状可包括：虚弱、疲倦、口痛和触痛、眼部发烧、眼痒，可能还有性格方面的变化。进一步发展可出现唇炎、口角炎、舌炎、鼻及睑部的脂溢性皮炎，男性有阴囊炎，女性偶见阴唇炎，故有口腔生殖综合征的说法。另外还可出现角膜血管增生、贫血和脑功能失调。

1. 舌炎

患者病初舌色紫红、舌裂、舌乳头肥大，继之有不规则的侵蚀，常见于两侧舌缘，此时舌有疼痛与烧灼感，还可见红斑和舌乳头萎缩。典型者舌呈紫红色或红紫相间，出现中央红斑，边缘界线清楚如地图样变化，称为地图舌。若累及咽部黏膜，则有咽痛、咽部充血水肿。

2. 唇炎和口角炎

初期唇黏膜水肿、有裂隙、溃疡及色素沉着，严重时可有唇黏膜萎缩。口角炎则表现为口角湿白、裂隙、疼痛、溃疡，常有小脓疙瘩和结痂。

3. 脂溢性皮炎

好发于皮脂腺分泌旺盛的部位，如鼻唇沟、眉间、面颊、胸部及身体各皱褶处（如耳后、乳房下方、腋下及腹股沟等处）。初期皮脂增多，皮肤有轻度红斑，上有脂状黄色鳞片，在黄色鳞片之后有裂纹发生。

4. 阴囊炎

阴囊皮肤除渗液、糜烂、脱屑、结痂、皲裂及合并感染外，尚有浸润、增厚及皱褶深厚等变化，与阴囊湿疹极其相似，故又称为阴囊湿疹样皮炎。损伤范围可大可小，一般大于阴囊面积的 1/3。阴茎及会阴部有时亦被波及。阴毛分布部位可有红色丘疹及脓疱发生，但左右两侧阴囊的接缝处则极少被侵害。病损可分为干性、湿性及化脓性三种。妇女可有会阴瘙痒、阴唇炎和白带过多等表现。

5. 眼部症状

患者可有视力模糊、畏光、流泪、视力疲劳，角膜充血等症状。维生素 B_2 和视黄醇一起参与感光作用，维生素 B_2 缺乏也可使暗适应能力下降。

(三)诊断及鉴别诊断

因为维生素 B_2 缺乏病常合并其他维生素的缺乏，而唇炎、舌炎、口角炎和皮肤病变均无特异性，所以临床诊断比较困难。角膜血管增生虽是一项较好的诊断指标，但若与沙眼共存，往往不易诊断。详细了解膳食史有助于诊断，试验性治疗亦可用于诊断。实验室检查较为可靠，主要指标有：

1. 尿维生素 B_2 测定

尿中维生素 B_2 排出量被认为是一项有用的诊断依据，24 小时尿维生素 B_2 排出量 $\geqslant$ $32\mu mol/L$（$>120\mu g$）为正常。在尿液收集不全时，可根据尿肌酸的排出量来衡量其相应的比例。按每克肌酸量计算，$>80\mu g/g$ 肌酸为正常，$<27\mu g/g$ 肌酸为缺乏。

在用尿中维生素 B_2 排出量作为评价营养状况指标时，必须注意影响维生素 B_2 排出量的因素，包括每日维生素 B_2 的摄入量、蛋白质代谢或氮平衡等。在负氮平衡、饥饿和应激状态下，维生素 B_2 的排出量可增多。

2. 维生素 B_2 负荷实验

清晨排出第一次尿后，口服 5mg 维生素 B_2 后，收集 4 小时尿液测定维生素 B_2 的排出量，一般认为尿中维生素 B_2 排出量 $\geqslant 3.45\mu mol$（$\geqslant 1\ 300\mu g$）为正常，$1.33\sim$ $3.45\mu mol$（$500\sim1\ 300\mu g$）为不足，$\leqslant 1.33\mu mol$（$\leqslant 500\mu g$）为缺乏。

3. 全血谷胱甘肽还原酶活力系数测定

测定全血谷胱甘肽还原酶活力系数（AC），可作为人体维生素 B_2 缺乏的特异诊断方法。当人体缺乏维生素 B_2 时，AC 值增高，补充维生素 B_2 后即下降。

(四)治疗

1. 食物补充

因维生素 B_2 的需要量与摄入的能量有关，平均每摄入 4 184kJ（1 000kcal）能量，需摄入维生素 $B_2$0.6mg，因此，维生素 B_2 缺乏患者需改进膳食搭配，多吃肝、肾、肉类和乳制品等。

2. 补充维生素 B_2

用维生素 B_2 片治疗效果显著，每日 10mg，分 2 次口服，直至症状消失。同时应服用酵母片或复合维生素 B 片。

3. 对症治疗

阴囊炎可视具体情况对症处理，干燥者可涂保护性软膏，渗液糜烂者用 1% 硼酸溶液湿敷，感染化脓者给予抗生素治疗。阴囊炎多在 1 周内痊愈，口腔症状则需要

2～3周方可消失。

4. 其他

纠正儿童的偏食习惯，使他们合理地摄入营养素，防止维生素 B_2 摄入不足。对有偏食习惯的儿童进行食疗，不仅可以治愈口角炎，而且还能纠正偏食造成的营养不良，有利于儿童成长。

(五)预防

1. 多食富含维生素 B_2 的食物

这是预防维生素 B_2 缺乏的根本途径。良好的食物来源主要是动物肝、肾、心、蛋黄、乳类。在发展中国家，植物性食物是膳食维生素 B_2 的主要来源。绿叶蔬菜中维生素 B_2 含量比根茎类和瓜茄类高，天然谷类食品的维生素 B_2 含量比较低，但强化和添加维生素 B_2 的谷物食品维生素 B_2 含量大大增加。豆类的维生素 B_2 含量也很丰富。

2. 开展营养宣教活动

应加强集体食堂工作人员营养知识的教育，使其合理调配膳食，改进烹调方法，减少烹调过程中维生素的损失，以预防维生素 B_2 及其他营养素的缺乏。

3. 营养干预

对于经济不发达的农村应以多种途径进行营养干预，对孕妇、乳母及学龄前儿童应及时给予特殊的饮食，适当增加动物性食品或给予维生素 B_2 强化食品，以提高维生素 B_2 及其他营养素的摄入量，降低维生素 B_2 缺乏和贫血发生率，促进机体的健康。

六、癞皮病

癞皮病是由烟酸和色氨酸联合缺乏导致的营养缺乏性疾病，也叫糙皮病，因为皮肤粗糙而得名。人类发现该疾病已有二百多年的历史，该病广泛流行于世界上以玉米为主食的地区。癞皮病呈明显的季节性，多发生于春末或夏初。1959 年我国进行全国营养调查时，发现在新疆的南疆少数民族地区有原发性癞皮病流行，分布范围很广，严重地影响了当地人民的健康。随着人们生活水平的提高，目前癞皮病较少发生。

(一)发病原因

烟酸缺乏及色氨酸摄入不足是本病的主要原因。烟酸广泛存在于自然界动植物性食物中，以瘦肉、豆类、鱼类、花生的含量较丰富。玉米等谷物中含有的烟酸是"结合型"烟酸，若未经处理，进入人体后不能被消化酶水解利用。因此，大多数存在于谷物中的烟酸都不具营养活性，若长期以未经特殊处理的玉米为主食，容易发生烟酸缺乏。

色氨酸是一种必需氨基酸，人体不能合成，必须从膳食中摄取。色氨酸在生物体内可转化为烟酸。动物蛋白食品多富含色氨酸，如果每天能从食物中获得 60g 优质蛋白质，一般可得到 10mg 烟酸。在以玉米为主食的地区，如动物蛋白缺乏，很容易发生癞皮病，甚至发生流行。小儿有偏食习惯，拒食肉类，食物单调也可导致烟酸摄入不足而发病。另外，孕期、哺乳期妇女需要量增多，若食物的质与量不能满足亦可发生癞皮病。

(二)临床表现

癞皮病可发生于任何年龄，具有季节性，常在春季、夏初急性发作，可能与冬季食品种类单调，膳食缺乏烟酸而春季突然在阳光下暴晒有关。本病主要累及皮肤、胃肠道、中枢神经系统，从而具有三个"D"的特征：腹泻、皮炎、痴呆。前驱症状是非特异性的，包括疲倦、食欲不佳、体重下降、乏力、腹泻或便秘、口腔有烧灼感以及精神和情绪的改变，如头痛、失眠。此后，逐渐出现各系统的改变。

1. 皮肤损害

本病特有的皮疹是对称发生于体表暴露部位如面部、颈周、胸上部、手腕、手背及外伤淤血部位和衣服紧窄部位等，表现为鲜红色或紫红色，呈实质性肿胀的斑片，形态酷似晒斑，与周围皮肤界限清楚。自觉灼热、肿胀、轻度瘙痒。重症者，红斑上可发生浆液性大疱、糜烂、结痂，从而继发感染。病情好转后，大块脱皮，留有棕黑色色素沉着。皮肤对光敏感，皮损夏重冬轻，可反复发作，因而皮肤增厚、粗癞而有"癞皮病"之称。

2. 消化道症状

首先出现舌炎和口腔炎，舌头有特征性的肿胀、疼痛，呈"牛肉红色"的表面，并且对热、咸或酸性的食物特别敏感。舌味蕾上皮细胞脱落，致舌头外观如杨梅样，并有刺痛。口腔黏膜和舌部有溃疡，可发生感染，患者有严重的呕吐。发病早期可出现胃炎、腹痛，并相继出现食欲不振、恶心、呕吐、心前区烧灼感等症状。病变如累及肛门可有里急后重。

3. 精神神经症状

此病影响中枢神经系统，慢性病例亦可伴有周围神经炎症状。早期身体多个部位皮肤有烧灼感、麻木及疼痛并常有头晕、头痛、失眠、紧张、惶恐不安。当皮肤、消化系统症状明显时，则可出现下肢无力、四肢麻木、舌及四肢震颤，腱反射最初增强、以后低下或消失。周围神经症状可呈特殊的手套或袜子型感觉减退，腓肠肌压痛，甚至可有小腿肌肉萎缩。重症不及时治疗者可导致智力发育障碍，甚至痴呆。晚期除了精神症状外，尚可出现四肢瘫痪及下肢疼痛的周围神经炎，偶见有脊髓炎。味觉的异常甚至会引起恶心、呕吐。

4. 其他

烟酸缺乏的女性还常出现闭经等表现；严重缺乏的患者一半以上伴有巨幼红细胞性贫血。

（三）诊断与鉴别诊断

1. 诊断

在烟酸缺乏病的诊断中，除了临床表现外，膳食史也很重要，而测定尿中烟酸及其衍生物的排出量，也对诊断烟酸缺乏病极有帮助。

（1）尿 N-甲基烟酰胺（N-MN）是烟酸在人体的主要代谢产物之一，测定尿 N-MN 可反映机体烟酸的营养状况。不足：$1.5 \sim 2.49 \mu g/g$ 肌酐；缺乏：$< 1.5 \mu g/g$ 肌酐。

（2）尿负荷试验　口服 50mg 烟酸后，收集 4 小时尿，测定 N-MN 排出量：$3.0 \sim 3.9mg$ 为正常，$2.0 \sim 2.9mg$ 为不足，$<2.0mg$ 为缺乏。

（3）尿 2-吡啶酮/N-MN 比值 $1.3 \sim 4.0$ 正常，<1.3 不足（表示潜在性缺乏）。

2. 鉴别诊断

（1）类癌综合征。类癌是胃肠道上皮细胞的一种肿瘤，它将色氨酸转变为 5-羟色胺。当肿瘤转移（通常发生在肝脏），就导致类癌综合征。患者因每日摄入的色氨酸大约有 60% 通过 5-轻色胺途径被代谢，从而导致由色氨酸合成的辅酶 I 减少，使人发生癫皮病。

（2）先天性的色氨酸代谢异常。一些先天性代谢异常疾病可影响色氨酸的吸收或影响色氨酸转化为烟酸，从而导致癫皮病的发生，如色氨酸尿症、黄尿酸尿症等。

（3）蔬菜日光皮炎。发病急，皮损呈弥漫性红斑和水肿，有淤点、淤斑和血泡，自觉麻木疼痛。无皮肤肥厚、粗糙及萎缩，无腹泻及精神症状。

（四）治疗和预防

烟酸或烟酰胺是治疗癫皮病的特效药，烟酰胺治疗可避免烟酸所引起的皮肤发红和烧灼感。对于严重的癫皮病患者，尤其是出现严重腹泻和痴呆症状者应进行抢救，迅速纠正水电解质紊乱，并及时补充烟酰胺，直到急性症状消失，恢复正常饮食为止。对皮肤症状可外用保护剂。口腔炎、阴道炎等黏膜损害对症处理，寻找并除去有关病因。精神状态不佳，口舌疼痛均可影响进食，故治疗膳食要针对患者的具体情况，逐步以流质、软食过渡到正常膳食。同时补充适量复合维生素 B 及酵母等。

预防癫皮病首先应合理调配膳食，改善营养状况。含烟酸较多的食物有肉类、肝脏、豆类、小麦、大米、花生等，且绝大部分为游离型烟酸，可直接为人体利用。同时要注意饮食的粗细搭配，在长期以玉米为主食的地区，适当增加细粮的摄入，提高肉、鱼、奶、蛋的进食量。在玉米中加入 10% 的黄豆，可改善食物中氨基酸的比例，也有良好的预防效果。对玉米进行合理加工或改良玉米品种，提高玉米中游离烟酸的含量，对预防以玉米为主食地区癫皮病的发生有重要意义。

七、维生素 B_6 缺乏病

长期摄入维生素 B_6 不足或消化吸收障碍，可致维生素 B_6 缺乏病。

（一）缺乏原因

1. 摄入量不足

摄入量不足是维生素 B_6 缺乏的主要原因。长期摄入维生素 B_6 含量较低的食物，或者食物经过不适当的加工导致部分维生素 B_6 损失等均可降低维生素 B_6 的摄入量。如牛奶经多次加热、煮沸，或给婴儿食用经高热处理致维生素 B_6 破坏的奶粉，均可造成婴儿维生素 B_6 缺乏。

2. 需要量增加

婴幼儿生长发育迅速，需要量相对增多，或因高蛋白膳食要求相应增加维生素 B_6 的摄入量，若未及时补充，可导致维生素 B_6 缺乏。

3. 胃肠吸收减少

常见于慢性腹泻、肠吸收不良综合征患者，容易因胃肠吸收量减少而发生维生素 B_6 缺乏。

4. 药物因素

一些药物（如异烟肼、肼苯达嗪、环丝氨酸、青霉胺等）的长期应用可导致维生素 B_6 的不足。此外，口服避孕药的妇女容易发生维生素 B_6-色氨酸代谢紊乱。

（二）临床表现

1. 成人维生素 B_6 缺乏症

单纯的维生素 B_6 缺乏较少见，通常与其他 B 族维生素缺乏同时存在。成年人维生素 B_6 缺乏时常感觉疲倦、乏力，皮肤红斑和脂溢性皮炎，皮炎以鼻唇部为多见，并可发展至面部、前额、耳后、阴囊及会阴等处；乳房处亦可出现。舌炎、口角炎、唇裂等，症状与维生素 B_2、烟酸缺乏所致的相似。成人维生素 B_6 缺乏有时表现为低色素小细胞性贫血，血清铁蛋白水平升高，常伴有虚弱、紧张易怒、表情呆滞、失眠或嗜睡、行走困难、体重下降等。少数病人可出现周围神经病变，感觉及运动功能均可受损。由于尿中尿素、草酸盐排出增多，容易引起肾结石。

2. 儿童维生素 B_6 缺乏症

维生素 B_6 缺乏对儿童身体的影响较成人大。患儿常表现为生长速度减慢、神经兴奋性增高、尖声哭叫、肌肉痉挛，甚至抽搐，亦可发生周围神经炎、皮炎、贫血等。6个月以内婴儿，可因频繁抽搐而导致智力发育迟缓，抑郁或嗜睡，振动觉及位置觉消失。同时常伴有胃肠道症状，并容易继发感染。

3. 维生素 B_6 依赖综合征

多属遗传性疾患，母亲有先天性谷氨酸代谢病，婴儿出生后 3 小时至 2 周即可发生抽搐。贫血为低血红蛋白小细胞性，血清铁浓度升高，骨髓及肝内含铁血黄素沉着显著增多，可有肝脾肿大。还可出现生长迟缓、消瘦、体重减轻等生长发育异常。

（三）诊断和鉴别诊断

1. 诊断

根据患者的临床表现，饮食习惯和饮食史及其服药情况，可作出初步的诊断。但由于维生素 B_6 缺乏的临床表现并无特征性，而且常与其他 B 族维生素缺乏并存，其所表现的口角炎、唇裂、舌炎等与维生素 B_2、烟酸缺乏所致者很难鉴别，故试验治疗可作为诊断依据之一。

（1）24 小时尿维生素 B_6 含量测定　24 小时尿中维生素 B_6 排出量小于 $0.5\mu mol$，可认为体内维生素 B_6 缺乏。

（2）色氨酸负荷试验　色氨酸负荷试验中，口服 12g 色氨酸液，维生素 B_6 缺乏者尿黄尿酸排出量小于 $65\mu mol/24h$，而且其出现较其他症状为早，可作为维生素 B_6 缺乏的早期诊断指标。

（3）血浆吡哆醇含量　正常情况下，血浆吡哆醇含量在 $14.6\sim72.9\mu mol/L(3.6\sim18\mu g/L)$，若低于下限 $14.6\mu mol/L(<3.6\mu g/L)$ 可考虑有维生素 B_6 缺乏。由于蛋白质摄入量增加、碱性磷酸酶升高、吸烟以及随年龄的增长都可导致该指标降低，所以在解释测定结果时应考虑到这些因素的影响。

2. 鉴别诊断

（1）临床上单纯性维生素 B_6 缺乏往往常伴有多种 B 族维生素的摄入不足，其所表现的口角炎、唇裂、舌炎等与维生素 B_6 缺乏症、癞皮病所致者很难鉴别，故当给予维生素 B_2、烟酸等治疗无效时，应考虑维生素 B_6 缺乏的可能。

（2）新生儿早期惊厥　根据询问病史、临床表现、实验室检查及维生素 B_6 治疗反应，在排除低血糖、低血钙、低血镁后，应考虑维生素 B_6 依赖性惊厥。出生几周至 10

个月内发生抽搐，应用抗惊厥药物不能控制发作，伴有脑电图异常时，静脉点滴维生素 B_6 后抽搐可以控制或减轻时，亦应考虑维生素 B_6 依赖性惊厥。

（四）治疗及预防

由于食物摄入不足的患者，每日给予补充维生素 B_6 即可，对于因长期服用异烟肼、环丝氨酸、青霉胺等对维生素 B_6 有拮抗作用药物的人群，为防止维生素 B_6 缺乏的发生，应注意补充维生素 B_6。维生素 B_6 依赖综合征的治疗需用较大剂量的维生素 B_6。

另外，要摄入富含维生素 B_6 的食物。一般来讲，凡是含 B 族维生素的食物几乎均含有维生素 B_6，酵母、葵花子仁、米糠、豆豉、花生、大豆、糙米、鱼类、瘦肉、肝脏、家禽等均为维生素 B_6 的良好膳食来源。

为了预防维生素 B_6 的缺乏，应注意饮食平衡，食物应多样化。在食品加工过程中应避免高压加热而使维生素 B_6 破坏。食用高蛋白质、低碳水化合物饮食时，应注意增加维生素 B_6 的摄入。

八、巨幼红细胞性贫血

巨幼红细胞性贫血是指因叶酸、维生素 B_{12} 缺乏或其他原因引起的 DNA 合成障碍所致的一类贫血。外周血红细胞的平均体积（MCV）和平均血红蛋白（MCH）均高于正常，骨髓中出现巨幼红细胞为此类贫血的共同特点。在我国，常见因叶酸缺乏所致的巨幼红细胞性贫血，而维生素 B_{12} 所致者较少见。叶酸属于 B 族维生素，如果饮食中完全不含叶酸，约 4 个月即可使体内的叶酸全部消耗完，因此在营养缺乏时，易发生叶酸缺乏引起巨幼红细胞性贫血。维生素 B_{12} 广泛来源于动物性食品，食用正常膳食者，肝中储存的维生素 B_{12} 可供 6 年之需，故维生素 B_{12} 缺乏很少见。偶见于老年人由于内因子产生不足或胃酸分泌减少而影响维生素 B_{12} 吸收；维生素 B_{12} 缺乏还见于有严重吸收障碍疾患病人和长期素食者。

（一）发病原因

1. 摄入量不足

如营养不良、长期素食、偏食、食物烹调过度、婴儿长期以奶粉或煮沸后的牛奶喂养等。

2. 需要量增加

在怀孕、生长发育期及患有溶血性贫血、感染、恶性肿瘤等疾病时，叶酸和维生素 B_{12} 的需要量增加，如果不注意补充，会造成巨幼红细胞性贫血。

3. 胃肠道功能紊乱

如长期腹泻、呕吐、肠炎或小肠部分切除后。

4. 应用影响叶酸代谢或吸收的药物

如氨甲喋呤、环丝氨酸等。另外，长期慢性失血和体内某些代谢障碍也成为叶酸缺乏的原因。

（二）临床表现

1. 一般表现

起病一般缓慢，轻者仅皮肤、黏膜苍白而无自觉症状，逐渐发展可出现贫血、面色苍白、乏力、易倦、头昏、劳动后心悸气短。

2. 消化道症状

出现较早，可有厌食、恶心甚至呕吐及腹泻，并有反复发作的舌炎、舌面光滑、舌乳头萎缩及味觉消失。

3. 造血系统表现

起病一般隐伏，特别是维生素 B_{12} 缺乏者，常需数月。可有轻度黄疸，睑结膜、口唇、指甲等处明显苍白。头发细、黄而稀疏，颜面稍显水肿。同时可有白细胞和血小板减少，患者常伴有感染及出血倾向，可有紫癜、鼻出血及月经过多等出血表现，免疫力低下，易感染。

4. 神经精神表现

维生素 B_{12} 缺乏的患者，可发生手足对称性麻木，感觉障碍，步态不稳、行走困难，肌腱反射初为减退，肌痉挛及肌张力增加时，肌腱反射亢进。味觉、嗅觉、触觉、痛觉均可有障碍。小儿及老年人常表现为脑神经受损的精神异常，无欲、抑郁、嗜睡或精神错乱。叶酸缺乏的患者亦偶有精神症状，部分巨幼红细胞性贫血的患者神经系统症状可发生于贫血之前。

5. 循环系统症状

心前区可听到功能性收缩期杂音，心脏扩大，易并发心功能不全。

(三)诊断及鉴别诊断

1. 诊断

巨幼红细胞性贫血多较严重，红细胞减少较血红蛋白减少显著，红细胞体积增大；骨髓中出现较多的典型巨幼红细胞。巨幼红细胞性贫血的诊断成立后必须进一步明确是叶酸缺乏还是维生素 B_{12} 缺乏，需根据病史、体征、某些特殊的实验室检查及试验性治疗的结果加以综合分析鉴别。

(1)血清叶酸测定　是评价叶酸营养水平最普遍的方法，$<6.8\mu mol/L(3\mu g/ml)$ 为缺乏。

(2)红细胞叶酸测定　目前认为对叶酸缺乏诊断有可靠价值，$<318\mu mol/L(140\mu g/ml)$ 为缺乏。

(3)叶酸试验性治疗　用"生理性"小剂量叶酸每日 0.2mg 治疗，如果贫血是叶酸缺乏引起的，用药后即可观察到临床症状、血象和骨髓象的改善。如果贫血是维生素 B_{12} 缺乏引起则无效。

(4)血清维生素 B_{12} 测定　在维生素 B_{12}、叶酸缺乏及缺铁时血清中维生素 B_{12} 均可减低。

(5)维生素 B_{12} 吸收试验　如吸收差，则尿中带有同位素标记的维生素 B_{12} 的排泄量增加。

2. 鉴别诊断

(1)缺铁性贫血为小细胞低色素性贫血，根据血象和骨髓象可鉴别。

(2)能引起骨髓巨幼变的疾病如红血病、红白血病、白血病、增生型再障、溶血性贫血及肿瘤等。可通过检测血清叶酸及维生素 B_{12} 的水平进行排除。

(四)治疗

在消除或纠正致病原因的基础上，主要的治疗方法是补充所缺乏叶酸或维生素

B_{12}。对于叶酸缺乏的病人，在排除维生素 B_{12} 缺乏的可能后，给予口服 $15\sim20mg/d$ 叶酸或肌内注射 $3\sim6mg/d$ 叶酸。若同时有蛋白质、其他维生素或铁质缺乏，在治疗时亦应注意补充。维生素 B_{12} 缺乏的病人，大多与吸收不良有关，故给药方式多选择肌内注射。

另外，需要进行饮食调节。注意在饮食中增加紫菜、海带、鱼以及红枣，各种新鲜蔬菜和水果等含铁丰富的食物；猪瘦肉、猪肝、鱼等动物脏器中含 B_{12} 较丰富，而叶酸在蔬菜的绿叶和各种瓜果中的含量都较丰富，因此膳食要均衡，不可偏食。

(五)预防

大多数叶酸和维生素 B_{12} 缺乏是可以预防的。首先应从改善人群膳食结构入手，注意摄取叶酸和维生素 B_{12} 含量丰富的食物，以防止巨幼红细胞性贫血。含叶酸丰富的食物有绿叶蔬菜、柑橘、番茄、菜花、西瓜、酵母、菌类、牛肉、动物肝脏等。富含维生素 B_{12} 的食物有：香菇、大豆、鸡蛋、牛奶、动物肾脏及豆制品等。易患巨幼红细胞性贫血的人群除了注意补充叶酸和维生素 B_{12} 外，应摄取含铁丰富的食物，注意补充维生素 C 和葡萄糖，同时避免不利于叶酸吸收的因素，如经常饮酒及服用如抗惊厥药、口服避孕药、阿司匹林等药物。

九、维生素 C 缺乏病

长期维生素 C 缺乏引起的营养缺乏病称坏血病，临床上典型的表现为牙根肿胀、出血，皮肤淤点、淤斑，以及全身广泛出血为特征。早在 16 世纪前后，已观察到这种缺乏病的流行。目前，大规模的维生素 C 缺乏病已少见；但在婴幼儿和老年人中仍有发生。成年人中坏血病较少见，但限制饮食或长期不吃果蔬者，常会导致维生素 C 缺乏病。

(一)缺乏原因

1. 摄入不足

食物中缺乏新鲜蔬菜、水果，或在食物加工过程中处理不当使维生素 C 破坏等情况导致维生素 C 供应不足；乳母膳食长期缺乏维生素 C，或以牛乳或单纯谷类食物长期人工喂养，而未添加富含维生素 C 辅食的婴儿，也容易发生维生素 C 缺乏。

2. 需要量增加

新陈代谢率增高时，维生素 C 的需要量增加。婴儿和早产儿生长发育快，需要量增加；感染等慢性消耗性疾病、严重创伤等维生素 C 需要量增加，若食物所供应的维生素 C 不能满足机体的特殊需求，则可导致维生素 C 缺乏。

3. 吸收障碍

慢性消化功能紊乱，长期腹泻等可致吸收减少。

4. 药物影响

某些药物对维生素 C 的代谢有一定的影响，如雌激素、肾上腺皮质激素、四环素、降钙素、阿司匹林等可影响机体维生素 C 的代谢，从而导致维生素 C 缺乏。另外，酗酒、偏食者也容易发生维生素 C 缺乏。

(二)临床表现

人体虽不能合成维生素 C，但机体摄取外源性维生素 C 后，在体内能保持一定量的储存，故即使完全缺乏维生素 C 供应，亦需经历一段时间才出现维生素 C 缺乏的症状。

1. 一般症状

起病缓慢，维生素 C 缺乏需 2～4 个月方出现症状。早期无特异性症状，病人常有面色苍白、倦怠无力、食欲减退、抑郁等表现。儿童表现易激怒、体重不增，可伴低热、呕吐、腹泻等。

2. 出血症状

皮肤淤点为其较突出的表现，病人皮肤在受轻微挤压时可出现散在出血点，皮肤受碰撞或受压后容易出现紫癜和淤斑。随着病情进展，病人可有毛囊周围角化和出血，毛发根部卷曲、变脆。齿龈常肿胀出血，容易引起继发感染，牙齿可因齿槽坏死而松动、脱落。亦可有鼻出血、眼眶骨膜下出血引起眼球突出。偶见消化道出血、血尿、关节腔内出血，甚至颅内出血。病人可因此突然发生抽搐、休克，以至死亡。

3. 贫血

由于长期出血，另外，维生素 C 不足可影响铁的吸收，患者晚期常伴有贫血，面色苍白。贫血常为中度，一般为血红蛋白正常的细胞性贫血，在一系列病例中亦可有1/5 病人为巨幼红细胞性贫血。

4. 骨骼症状

长骨骨膜下出血或骨干髓端脱位可引起患肢疼痛，导致假性瘫痪。在婴儿早期症状之一是四肢疼痛呈蛙状体位，对其四肢的任何移动都会使其疼痛以致哭闹，主要是由于关节囊充满血性的渗出物，故四肢只能处于屈曲状态而不能伸直。患肢沿长骨干肿胀、压痛明显。

5. 其他症状

病人可因水滞留而出现水肿，亦可有黄疸、发热等表现。有些病人泪腺、唾液腺、汗腺等分泌功能减退甚至丧失，而出现与干燥综合征相似的症状。由于胶原合成障碍，伤口愈合不良。免疫功能受影响，容易引起感染。

(三)诊断与鉴别诊断

1. 诊断

根据病人的饮食情况、典型的临床表现，特别是具有特征性的皮肤出血病变，一般可作出诊断。儿童多见于 6 个月至 2 岁的婴幼儿，若孕妇维生素 C 缺乏，则新生儿出生后即出现症状。

维生素 C 缺乏达严重程度时才出现典型临床症状，临床上一般较为少见，因此实验室检查对于了解机体维生素 C 储存状态及其缺乏的早期诊断有参考价值。

（1）毛细血管脆性实验（又称束臂实验）

维生素 C 缺乏，导致胶原蛋白合成障碍，毛细血管壁完整性受到破坏，其脆性和通透性增加，在对静脉血流施加一定压力时，毛细血管即可破裂而发生出血点，出血点数目可反映毛细血管受损的程度。

（2）血浆及白细胞中维生素 C 含量测定

血浆和白细胞中维生素 C 浓度测定为目前评估机体维生素 C 营养状况最实用和可靠的指标。血浆维生素 C 水平只能反映近期维生素 C 的摄入情况，白细胞中维生素 C

水平反映机体内维生素 C 的储存水平。血浆维生素 $C \leqslant 11.4 \mu mol/L(\leqslant 2.0mg/L)$ 为缺乏；白细胞中的维生素 $C < 2mg/10^8$ 细胞为缺乏。

（3）维生素 C 负荷实验

维生素 C 主要经尿液排出，口服维生素 C 负荷实验可反映机体维生素 C 营养水平。受试者口服维生素 C 500mg，收集随后 4 小时尿作总维生素 C 测定，如排出量大于 10mg，为正常，如排出量小于 3mg，表示缺乏。

（4）治疗试验

坏血病用维生素 C 治疗有特效，可用以协助诊断。

2. 鉴别诊断

详细询问患者饮食史对于诊断至关重要。没有补充维生素 C 的人工喂养儿，年老体弱仅以粮食为主食而蔬菜水果摄入少者，出现上述临床表现，应高度怀疑维生素 C 缺乏。应注意与下列疾病的鉴别诊断：

（1）坏血病肋串珠与佝偻病区别 "坏血病肋串珠"，可出现尖锐突起，内侧可见凹陷，而佝偻病肋串珠呈钝圆形，内侧无凹陷。

（2）皮肤及齿龈出血应注意与血液系统疾病鉴别，例如白血病和血小板减少性紫癜，后者除有其原发病的临床特点外，血小板减少，发生出血时血小板大多低于 $50 \times 10^9 \mu mol/L$，而血清维生素 C 水平正常。

（3）维生素 C 缺乏所致的关节肿痛主要为血性渗出，无炎性细胞，此可与其他病因所致的关节炎鉴别。

（四）治疗及预防

轻症患者每天口服维生素 C，几天后症状逐渐消失，食欲恢复。对重症患者及有呕吐、腹泻或内脏出血症状者，应改为静脉注射。骨骼病变明显的患儿，应安静少动，以防止骨折及骨骼脱位。有牙龈出血者应注意口腔清洁，有并发症者应针对病因和症状予以对症处理。预防维生素 C 缺乏病，应注意摄入富含维生素 C 的新鲜水果和蔬菜，如辣椒、韭菜、油菜、柑橘、橙、猕猴桃等。食物中的维生素 C 在烹调加热、遇碱或金属时易被破坏而失去活性；蔬菜切碎、浸泡、挤压、腌制，也致维生素 C 损失，所以应注意合理烹调加工。

偏食、对食物禁忌、嗜酒引起的慢性酒精中毒以及人工喂养的婴儿都易发生维生素 C 缺乏，应定期监测其维生素 C 营养状况，必要时进行营养干预。孕妇及乳母应多食富含维生素 C 的食物，提倡母乳喂养，婴儿出生后 2～3 个月需添加含维生素 C 丰富的食物。

十、铁缺乏与缺铁性贫血

铁是人体必需的微量元素之一，也是微量元素中最容易缺乏的一种，铁缺乏可导致缺铁性贫血，被 WHO、UNICEF 确定为世界性营养缺乏病之一，亦是我国主要公共营养问题。

（一）铁缺乏的原因

流行病学研究发现，铁缺乏与以下因素有关：婴幼儿喂养不当，儿童与青少年的偏食和鼻出血，妇女月经量过多，营养不良，蛋白质摄入不足特别是动物蛋白摄入较低，奶制品的饮用方式不当，多次妊娠，哺乳及某些疾病如萎缩性胃炎，慢性腹泻，胃大部切除以及钩虫感染等。从营养学角度分析，铁缺乏的主要原因概括为以下几方面：

1. 食物铁摄入不足

人体从食物中摄取的铁不能满足机体需要，这与多种原因有关，如经济状况低下使含铁丰富的肉类食品摄入较低；不良的饮食习惯如偏食、挑食，影响了摄入食物的种类，从而限制了含铁丰富的食物的摄入等。另外，还有一个原因是膳食铁生物利用率较低，食物中血红蛋白铁吸收率为 20％～25％，非血红蛋白铁吸收率为 3％～5％，不超过 10％。谷类蔬菜中的植酸盐、草酸盐，茶和咖啡中的酚类化合物，以及摄入过多的膳食纤维均会降低或干扰非血红蛋白铁的吸收。

2. 机体对铁的需要量增加

当机体对铁的需要量增加，而摄入量未相应增加，能导致机体相对铁缺乏。如处在生长发育期的儿童、育龄女性月经失血和妊娠期、哺乳期妇女。

3. 某些疾病引起

萎缩性胃炎、胃酸缺乏或服用过多抗酸药等可影响铁吸收；腹泻或钩虫感染则增加了铁的消耗。

(二)临床表现

1. 常见症状

疲乏无力、心慌、气短、头晕，严重者出现面色苍白、口唇黏膜和睑结膜苍白、肝脾轻度肿大等。症状常和贫血的严重程度相关，缺铁引起的贫血性心脏病较易发生左心室心力衰竭。

2. 影响生长发育

包括身体发育与智力发育。缺铁的幼儿伴有近期和远期神经功能和心理行为障碍，烦躁、易激怒、注意力不集中，学龄儿童学习记忆力降低。

3. 活动和劳动耐力降低

细胞内缺铁，影响肌肉组织的糖代谢使乳酸积聚以及肌红蛋白量减少，使骨骼肌氧化代谢受影响。

4. 机体免疫功能和抗感染能力下降

特别多见于小儿，表现为淋巴细胞数目减少，免疫功能下降，中性粒细胞杀菌功能受影响，过氧化物酶活性降低，吞噬功能有缺陷。缺铁易发生感染，但也有人认为缺铁患者补铁后感染反而增多。成人铁缺乏容易导致疲劳、倦怠、工作效率和学习能力降低、机体处于亚健康状态。

5. 消化道改变

严重缺铁性贫血可致黏膜组织变化和组织营养障碍，出现口腔炎、舌炎、舌乳头萎缩。75％缺铁性贫血患者有胃炎表现，而正常人仅 29％，可呈浅表性胃炎及不同程度的萎缩性胃炎，伴胃酸缺乏。

6. 皮肤毛发变化

毛发干枯脱落，指(趾)甲缺乏光泽、变薄、脆而易折断，出现直的条纹状隆起，重者指(趾)甲变平，甚至凹下呈勺状(反甲)，是严重缺铁性贫血的特殊表现之一。这种体征现在很少见。

7. 神经精神系统异常

尤其是小儿，约 1/3 患者出现神经痛，周围神经炎，严重者可出现颅内压增高，视乳头水肿，甚至误认为颅内肿瘤。有些铁缺乏患者有异食癖，有嗜食泥土、墙泥、生米等怪癖，而在用铁剂治疗后，这些怪癖的症状可以消失。异食癖不仅是缺铁的特殊表现之一，且又可使食物中铁吸收障碍，加重了缺铁性贫血。

8. 抗寒能力降低

可能是由于甲状腺激素代谢异常。

9. 其他

缺铁性贫血也可导致月经紊乱，但是月经过多又是缺铁原因，也可以是缺铁的后果，有时很难区别。大约 10% 患者有轻度脾肿大，机制不详，铁剂治疗后可缩小，但应注意排除其他疾病引起的脾肿大。

吞咽困难或吞咽时有梗塞感亦为缺铁的特殊症状之一。这种症状的发生大概与咽部黏膜萎缩有关，在我国很少见，但在北欧和英国的中年妇女患者中较多见。

(三)诊断

机体铁缺乏发展到贫血，经历三个阶段：贮存铁缺乏期、红细胞生成铁缺乏期和缺铁性贫血。根据不同生化指标的改变，可以判断体内铁缺乏的程度。

1. 诊断依据

铁缺乏后，血清铁蛋白、总铁结合力下降，缺铁严重时血清铁、运铁蛋白饱和度、血液锌原卟啉、红细胞游离原卟啉、血清转铁蛋白受体等指标异常，反映了红细胞生成缺铁。临床上可选用上述适当指标来确定缺铁及缺铁程度。

2. 诊断标准

铁缺乏的诊断目标有二：①该病例贫血的性质是否系缺铁性贫血；②病因诊断即寻找引起缺铁性贫血的原因。目前临床上对铁缺乏的诊断已提出更高要求，不但需要对单纯性缺铁性贫血作出正确诊断，而且要求早期诊断即在未发生贫血前就作出诊断，并且要求对复合性贫血如慢性感染合并贫血、恶性肿瘤、结缔组织病或肝病的缺铁性贫血作出诊断。

(1)缺铁性贫血的诊断标准

1)男性 Hb<130g/L，女性 Hb<120g/L，孕妇 Hb<110g/L；MCV<80fl，MCH<26μg，MCHC<310g/L；红细胞形态有明显低色素表现。

2)有明确的缺铁病因和临床表现。

3)血清铁<10.7μmol/L，总铁结合力(TIBC)>64.4μmol/L。

4)血清运铁蛋白饱和度<15%。

5)骨髓铁染色显示骨髓小粒可染铁消失，铁粒幼红细胞<15%。

6)红细胞游离原卟啉>0.9μmol/L(全血)，或血液锌原卟啉>0.96μmol/L(全血)或 FEP/Hb>4.5μg/gHb。

7)血清铁蛋白<14μg/L。

8)铁剂治疗有效。

符合第 1 条和第 2~8 条中任何两条以上者可诊断为缺铁性贫血。

(2)贮存铁缺乏期的诊断标准符合以下任何一条即可诊断。

1)血清铁蛋白$<14\mu g/L$。

2)骨髓铁染色显示骨髓小粒可染铁消失。

(3)红细胞生成缺铁期的诊断标准符合贮存铁缺乏期的诊断标准,同时有以下任何一条符合者即可诊断。

1)血清运铁蛋白饱和度$<15\%$。

2)红细胞游离原卟啉$>0.9\mu mol/L$(全血),或血液锌原卟啉(ZPP)$>0.96\mu mol/L$(全血),或FEP/Hb$>4.5\mu g/gHb$。

3)骨髓铁染色显示骨髓小粒可染铁消失,铁粒幼红细胞$<15\%$。

(四)鉴别诊断

虽然多数贫血由缺铁引起,但由于贫血的本质是单位体积血液中红细胞或血红蛋白低于正常值,因此能引起红细胞或血红蛋白生成减少和破坏过多或丢失的各种因素均会导致贫血的发生。如维生素B_{12}、叶酸或蛋白质缺乏,慢性感染性疾病所致的贫血,血红蛋白异常所致的地中海贫血,造血功能不良而出现的再生障碍性贫血等。为此,应该根据病史、临床表现和实验室检查鉴别病因,作出准确诊断。

(五)治疗

1. 一般治疗

对重症小儿宜加强护理,预防及治疗各种感染。

2. 病因治疗

尽可能查明病因,针对病因治疗。如治疗钩虫病、溃疡病出血、妇女月经过多等。

3. 铁剂治疗

硫酸亚铁,疗效好,经济。铁剂应与维生素C同服以增加铁的吸收。

4. 隐性铁缺乏的早期治疗

没有出现贫血症状者,如果在筛检中发现,应该及时给予补充铁剂,以免进一步发展为缺铁性贫血。

(六)预防

1. 健康教育

通过健康教育,指导人们科学、合理地膳食,具有极其重要的作用,是最有效又最经济的预防措施。

2. 铁强化食品

近年来有不少国家在高危人群中采用铁强化食品(主要是谷类食品)来预防缺铁的发生。试行的铁强化酱油、铁强化面粉等,都获得了一定的效果。

3. 铁补充

对高危人群如婴幼儿、早产儿、孪生儿、妊娠妇女、胃切除者及反复献血者应预防铁缺乏,可使用口服铁剂。

4. 提高食物铁的利用率

改进膳食习惯和生活方式,以增加铁的摄入和生物利用率,足量摄入参与红细胞生成的营养素,如维生素A、维生素B_2、叶酸、维生素B_{12}等。

摄入富含铁的食物,主要有动物血、肝脏、牛肾、大豆、黑木耳、芝麻酱、瘦肉、红糖、蛋黄、猪肾、羊肾、干果等。

十一、锌缺乏病

锌缺乏在人群中普遍存在，特别是在经济落后的发展中国家更为严重，其中尤以经济状况较差的人群受危害最重。在不同的人群中，婴儿、儿童、孕妇和育龄妇女是锌缺乏的高发病人群。目前估计世界人口中约有一半人口处于锌缺乏的危险中。国内锌缺之的发生率孕妇为30％，儿童为50％。

(一)缺乏原因

1. 原发性因素

(1)锌的膳食摄入量低和摄入锌的生物利用率低　锌在自然界中的分布虽然很广，但是大部分食物中锌的生物利用率较低，同时膳食中存在较多的干扰锌吸收的因素，如植酸、钙、铁、膳食纤维等，膳食中锌来源和吸收不足仍是锌缺乏的一个重要原因。

(2)锌的生理需要量增加　由于妊娠、哺乳、快速生长发育和高强度运动或者高负荷劳动等生理状况的变化，导致机体对锌的需要量有较大幅度的增加，而此时膳食中锌的摄入量没能及时调整、增加，就会使机体出现锌缺乏的危险。

2. 继发性因素

(1)肠吸收障碍

肠病性肢端性皮炎是一种遗传性的锌吸收障碍疾病，因患者肠道吸收不良，可导致严重的锌缺乏。一般正常人可吸收膳食中锌摄入量的60％～70％，而该病患者仅可吸收15％～40％。

(2)锌丢失量增加和锌的病理性需要

肾脏疾病时，如肾病综合征患者可因大量蛋白尿而失锌。烧伤、手术、发热、严重感染等均会加重机体的分解代谢，增加锌的消耗和尿中锌的排泄量。

(3)疾病状态时锌供应不足

人体内锌的储备量很少，锌的耗竭时间很短，胃肠外营养支持、昏迷、严重感染、恶性肿瘤以及尿毒症患者容易出现锌缺乏。

(二)临床表现

由于锌在机体内发挥着极为广泛的生理作用，锌缺乏时可导致许多的病理变化。在不同的生理条件下，不同原因和不同程度的锌缺乏，对器官、组织和代谢的影响不同，因而可表现出不同的临床症状，或者不同的症状组合。

1. 生长发育障碍

是最早认识到的锌缺乏病的临床表现之一，为处于生长发育过程中的胎儿、儿童和青少年的最主要、明显的临床表现。锌缺乏影响生长发育，包括骨骼、内脏器官和脑的生长发育。孕期严重锌缺乏可使胚胎出现畸形，出生后锌缺乏可导致侏儒症的发生。

2. 性发育障碍与性功能低下

性发育障碍是青少年锌缺乏的另一个主要表现。患者表现为生殖器幼稚型，无第二性征出现。患锌缺乏病的已发育成熟的成人会出现阳萎、性欲减退等表现。

3. 味觉及嗅觉障碍

锌缺乏病的患者可出现味觉、嗅觉迟钝或异常，异食癖和食欲缺乏是目前公认的缺锌症状。异食癖和食欲缺乏与味觉、嗅觉障碍和异常有关。

4. 伤口愈合不良

锌能促进外科伤口的愈合，缺锌影响伤口愈合。

5. 神经精神障碍

锌缺乏时对脑功能和神经精神具有很大的影响。锌缺乏病的患者常表现为精神委靡、嗜睡、欣快感或幻觉，小脑功能受损可表现出躯干和肢体的共济失调。

6. 免疫功能减退

锌缺乏病患者免疫功能受到损伤，患者很容易被感染，而且往往是反复出现的感染。

7. 皮肤表现

锌缺乏的病人往往伴随着铁的缺乏。除了缺铁性贫血外，锌缺乏本身也会造成贫血的出现。因此，锌缺乏病患者一般面色苍白，具有明显的贫血面貌。由于长期贫血缺氧而出现"匙状甲"。常见口角溃烂、口角炎，萎缩性舌炎，舌面光滑，发红。眼、口、肛门等周围，肢端、肘膝、前臂等处有对称性糜烂、水疱或者脓疱，过度角化的癣块。组织学观察可见牛皮癣样皮炎，表皮增生，角化不全，散发角化不良细胞。头发蓬松、变脆、无光泽，脱发。常常出现反复发作的口腔溃疡。

肠病性肢端性皮炎是常染色体隐性遗传性疾病，与肠道对锌吸收障碍有关。临床主要表现为皮炎、腹泻和脱发。好发于婴幼儿，特别是在断奶后。皮肤表现主要为鲜红或暗红斑，表面糜烂、渗出、结痂，周边小脓疱，界线清楚。皮损好发于口周、外阴、肛周和四肢末端。多数病人有腹泻，水样便，次数多。头发稀疏，细软，无光泽，甲沟炎，甲板增厚。常有口腔念珠菌感染。可有抑郁、淡漠等精神症状。

8. 胎儿生长障碍与畸形

世界卫生组织一个报告提示，胎儿无脑畸形可能与孕母缺锌有关。目前国内外的研究已经很清晰地表明，锌营养状况较差的妇女，其妊娠较差，表现为早产儿、低出生体重儿和畸形儿的出生率较高。

由于锌缺乏缺少特异性的临床表现，也缺少特异性强而且敏感的生化评价指标，故目前对锌缺乏病没有理想的诊断方法和诊断指标，一般结合对病人的临床检查、膳食营养状况和一些实验室生化检验以及诊断性治疗实验等综合判定。

（三）治疗

对锌缺乏病通常采用口服硫酸锌、醋酸锌、枸橼酸锌和葡萄糖酸锌进行治疗。锌盐一般具有较强的胃肠道刺激，目前一般采用较小剂量，可达到相当的血锌水平同时又可减少恶心、呕吐等胃肠道反应。为减轻胃肠反应应尽量在餐后服药（但应注意不与铁剂同服及减少纤维食物）。口服剂量一般为锌元素 15～20mg。

胃肠外营养支持治疗时，需要同时补充锌，成人剂量为每日 2.5～4.0mg。但如果需要同时纠正已有的锌缺乏，应增加剂量。

锌可经皮肤吸收，故外用锌剂除用于烫伤、慢性溃疡等外，也有提出可利用其局部杀菌及抗炎作用和从局部吸收的特性而应用于皮肤损伤的治疗。

（四）预防

锌缺乏的预防应针对缺乏的原因采取措施。对于原发性锌缺乏的预防，主要是从调整膳食入手，选择适宜的食物，就可以完全预防原发性锌缺乏的发生，主要措施包括：增加动物性食物的摄入量，特别是红肉、动物内脏类食物，贝类食物等，一方面可以增加锌的摄入量，同时可以提高摄入锌的吸收利用率。如果因为条件的限制，则需要对高危人群采取干预措施，给予锌补充或者锌强化食物。计划怀孕的妇女，应注意自己膳食锌的充裕情况，在怀孕的早期或怀孕前就开始保证每日有推荐量水平的锌摄入。

对于继发于其他疾病的锌缺乏病，应结合原发疾病的治疗，及时补充锌的丢失，或者在原发疾病的治疗过程中，注意锌的补充。

十二、钙缺乏

钙缺乏主要影响骨骼的发育和结构，临床表现为婴儿的手足抽搐症和成年人的骨质疏松症。

（一）缺乏原因

任何营养物质的缺乏不外乎三点：摄入不足、吸收减少、消耗增加。婴儿缺钙主要是因为其母亲在怀孕期间钙摄入不足，或者是母乳中的钙含量过少；幼儿、学龄儿童、青少年缺钙主要是因为饮食搭配不合理，含钙食品摄入过少。吸收减少主要原因有维生素 D 合成障碍导致的肠道钙吸收障碍；另外是受疾病的影响，如腹泻、肝炎、胃炎、频繁呕吐等，致使钙吸收不良或钙大量的流失。消耗增加指的是体内钙的需求量增加，如婴幼儿时期、青春期骨骼生长迅速，骨钙大量沉积，血钙浓度减少，又如妊娠期钙大量通过胎盘运送给胎儿，导致母体自身钙的缺乏等。成人骨质疏松症，常见于中年以后，女性比男性多见，主要原因有：

（1）中、老年人性激素分泌异常是导致骨质疏松的重要原因之一。绝经后雌激素水平下降，致使骨吸收增加已是公认的事实。

（2）随年龄的增长，钙调节激素的分泌失调致使骨代谢紊乱。

（3）老年人由于牙齿脱落及消化功能降低，食欲不振，进食少，多有营养缺乏，致使蛋白质、钙、磷、维生素及微量元素摄入不足。

（4）随着年龄的增长，户外运动减少也是老年人易患骨质疏松症的重要原因。

（二）临床表现

1. 婴儿手足抽搐症

多见于 1 岁以内的婴儿，抽搐常突然发生，四肢抽动，两眼上翻，口唇发青，知觉暂时丧失。轻时仅有惊跳或面部肌肉抽动，意识存在。每次发作可为数秒、数分钟或更长。每天可发作数次至数十次。严重时可引起喉头肌肉痉挛，出现喉鸣音，以至呼吸困难、窒息等，如抢救不及时就会发生生命危险。

2. 成人骨质疏松症

成人常因缺钙而造成骨质疏松，骨脆性增大，脊柱压缩、易碎、变形，易发生压迫性骨折及疼痛。长骨也易发生骨质疏松，轻微外伤即可引起骨折，尤其常见于股骨颈部，其次为腕及肱骨上端。

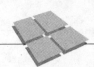

(三)诊断与鉴别诊断

婴幼儿突发无热惊厥，且反复发作，发作后神志清醒无神经系统体征者，应首先考虑手足抽搐症。若于冬末春初发病，母乳期有肌肉抽搐等缺钙史，小儿为人工喂养，极少户外活动，未服鱼肝油等病史，或已有佝偻病症状及体征者，均有助于诊断。检查血总钙＜1.88～1.75mol/L，或钙离子＜1.0mol/L 即可确诊。但还应与低血糖、婴儿痉挛症、低血镁症、中枢神经系统感染和急性喉炎进行鉴别诊断。

骨质疏松症诊断需依靠临床表现、骨量测定、X 线片及骨转换生物化学的指标等综合分析判断。骨质疏松症有部分患者无明显症状，因此，骨量测量就显得格外重要，再结合生物化学检验，诊断一般不存在困难。

(四)治疗和预防

1. 治疗

根据不同的病情，合理使用含钙制剂及维生素 D 制剂。婴儿手足抽搐症发作时立即用钙剂治疗，静脉缓慢注入 10％葡萄糖酸钙，以后口服钙剂及补充维生素 D。

骨质疏松症的药物治疗主要是减慢骨组织分解的速度。如果发生骨折，就有可能需要进行外科手术。另外，改善生活习惯是非常重要的，保持活跃的生活方式及定期做运动。根据个人的身体状况做一些负重的运动，如上楼梯和举重，帮助建立骨骼的钙质储备。保持均衡饮食，以确保摄取足够的钙质及维生素 D。另外要戒烟、减少或避免饮酒。

2. 预防

合理安排膳食，适当摄入含钙和维生素 D 丰富的食物，如奶和奶制品、豆类、绿色蔬菜等，并进行适当户外活动，以接受日晒（每天至少 2 小时）。影响钙吸收的因素很多，维生素 D、膳食中有适当的蛋白质、低磷膳食、体育锻炼均有利于钙的吸收；而食物中的植酸、一些蔬菜如菠菜、竹笋、蕨菜等中的草酸、膳食纤维、咖啡等则不利于钙的吸收。

第三节　营养素过量与中毒

近年来，随着社会经济的发展及人们生活水平的提高，人们的膳食模式发生了巨大变化。能量及一些营养素摄入逐渐增多，而且除了防治营养缺乏病以外，更多人选择额外的各种营养素补充剂或摄食一些个别营养素含量极其丰富的食物。但是，长期过量摄入，一旦超过机体的负荷就容易引起过量或中毒而损害人体健康，尤其是地方性氟、硒、碘等过量的危害在我国至今仍较为突出。本节主要讨论维生素 A、维生素 D，微量元素氟、硒、碘、铁中毒等。

一、维生素 A 中毒

人体摄入过量的维生素 A 所引起中毒综合征，称为维生素 A 中毒。

(一)病因

普通膳食一般不会引起维生素 A 中毒，维生素 A 中毒几乎皆因误食入过多引起。成人多为食用含维生素 A 极高的食物，如鳕鱼、北极熊的肝脏等；儿童则多因意外服用大剂量维生素 A 补充剂而引起。急性维生素 A 中毒多在食用后 3～6 小时发病。多发生于一次或多次连续摄入成人膳食推荐摄入量（RNI）的 100 倍，或儿童大于其 RNI 的 20 倍，研究发现，摄入 90mgRE（30 万 IU）的维生素 A 可使成年人在 1.5～36 小时内发生中毒症状。此外，有人提出中毒与体质特异性有关，即维生素 A 的吸收、利用、排泄及肝内储存存在个体差异。

（二）临床表现

维生素 A 中毒症可分为以下两类：

1. 急性中毒

由于患者对维生素 A 的敏感性有个体差异，以及肝脏维生素 A 储存量不同，中毒剂量可有较大的差异。一般维生素 A 注射 90mgRE，可于数天内产生中毒症状。表现为食欲减退、烦躁或嗜睡、呕吐、前囟膨隆、头围增大等。颅内压增高在急性中毒中常见。

2. 慢性中毒

维生素 A 用量达每日数毫克至数十毫克，婴幼儿每日摄入维生素 A 每千克体重 450μg，可于数日后产生中毒症状。早期出现烦躁、食欲减退、低热、多汗、脱发，以后有典型的骨痛症状，呈转移性疼痛，可伴有软组织肿胀，有压痛点而无红、热征象，以长骨及四肢骨多见，由于长骨受累骨髓包埋，可导致身材矮小。部分病例有枕后部肿痛，可误诊为颅骨软化症。颅内压增高症状如头痛、呕吐、颅骨缝分离、两眼内斜视、眼球震颤、复视等为此病的另一特征，但较急性型少见。此外，尚有皮肤脱屑、皮疹、口唇干裂、毛发干枯、肝脾肿大、腹痛、肌痛、出血、肾脏病变，及再生障碍性贫血伴白细胞减少等。血碱性磷酸酶多有增高。国外曾报道长期肝脾大可致肝硬变，门脉压增高，甚至死亡。孕妇维生素 A 中毒可导致胎儿畸形。

（三）诊断

除上述病史、症状及体征外，X 线检查对本病确诊有特殊价值，表现为管状骨造型失常，骨质吸收，骨折；髓板改变及软组织肿胀；骨干处骨膜下新骨形成；颅缝增宽，前囟饱满扩大；脑脊液压力增加。检查血清维生素 A，常达 1 000～6 000μg/L 以上。

（四）治疗

维生素 A 中毒症一旦确诊，应立即停服维生素 A，自觉症状常在 1～2 周内迅速消失，但血清维生素 A 可于数月内维持较高水平。头颅 X 线征象可在 6 周～2 个月内恢复正常，但比胃 X 线征象恢复较慢，常需半年左右，故应在数月内不再服维生素 A，以免症状复发。

（五）预防

儿童在需要补充维生素 A 制剂时，一定要遵守医嘱，不可摄入过量或过长时间摄入维生素 A 浓缩制剂，以避免维生素 A 在体内蓄积中毒。应积极宣传营养卫生常识，纠正家长认为维生素是保健品，剂量大些，服用时间长些没有害处的错误看法。改变滥用维生素 A 制剂的现象及不良的饮食习惯。医务人员应正确掌握使用维生素 A 的剂量和持续使用时间，防止医源性维生素 A 中毒的发生。儿童防治维生素 D 缺乏性佝偻病应采用单纯维生素 D 制剂，避免使用维生素 A、维生素 D 合剂；孕妇要防止维生素

A 摄入过量。正常人群每日从膳食中摄入的维生素 A 不应超过我国制定的维生素 A 可耐受最高摄入量(UL)3000μgRE。

二、维生素 D 中毒症

人体摄入过量的维生素 D 所引起中毒综合征，称维生素 D 中毒。

(一)病因

造成维生素 D 过量中毒的原因主要有短期内多次给予大剂量的维生素 D 治疗维生素 D 缺乏病；维生素 D 预防剂量过大，每日摄入量过多，或在数月内反复肌注大剂量的维生素 D；误将其他代谢性骨骼疾病或内分泌疾病诊断为维生素 D 缺乏病而长期给予大剂量维生素 D 治疗。维生素 D 中毒剂量的个体差异较大，一般小儿每日服用 2 万～5 万 IU，连续数周或数月即可发生中毒；敏感小儿每日服用 4 000IU，连续 1～3 个月即可中毒。

(二)临床表现

患儿服用过量维生素 D 制剂后，最早出现的症状是食欲减退，甚至厌食，烦躁、哭闹、精神不振，多有低热。可有恶心、呕吐、腹泻或便秘，逐渐出现烦渴、尿频、夜尿多，偶有脱水或酸中毒。长期慢性中毒可致骨骼、肾、血管、皮肤出现相应的钙化，影响体格和智力发育，严重者可致死。

(三)诊断

除上述症状及体征外，血钙升高大于 3.0mol/L，血磷及碱性磷酸酶正常或稍低，血胆固醇正常或升高。X 线特点为长骨箭端临时钙化带致密增厚，骨皮质增厚，骨小梁密度增多而模糊。

(四)治疗

对维生素 D 中毒要积极治疗。第一，应立即停服维生素 D 制剂及钙剂。第二，避免晒太阳，采用低钙饮食。为防止牛奶中钙的吸收，可在牛奶中加入硫酸钠。第三，重症患者须输液，服用利尿剂，以加速排出。第四，口服肾上腺皮质激素(如氢化可的松)，有利于减弱维生素 D 的作用，服至血钙正常为止。凡维生素 D 中毒症，全部治疗必须在医师严格指导下进行。

(五)预防

全面分析患儿佝偻病的轻重程度，不要仅因出汗多，或有出牙晚、走路迟、烦躁、枕秃、体弱中的一两项就误认为是佝偻病而给予大剂量突击治疗。家长在给孩子服维生素 D 制剂时应按医生的嘱咐，严格掌握预防或治疗用量，服用维生素 D 期间应随时观察孩子服药后的表现，一般每 3 个月测定血钙一次，如出现中毒表现，立即去医院就诊。

儿童保健工作者应宣传切勿滥用维生素 D 制剂，对佝偻病的防治应强调经常户外活动和接受日光照射，不能因缺钙而反复注射维生素 D。

三、地方性氟中毒

氟是人体必需的微量元素之一，但氟过量可导致中毒。摄入过量的氟可引起急性或慢性中毒，氟的急性中毒多见于特殊的工业环境中，属于职业病学或工业毒理学的范畴。氟的慢性中毒主要发生于高氟地区，称为地方性氟病，主要造成骨和牙的损害，即所谓氟骨病和氟斑牙，在我国黑龙江、吉林、辽宁、北京、天津、山西、陕西、河南、山东、宁夏、贵州等地均有流行。1979 年，我国将地方性氟病正式列为国家重点防治的地方病。氟斑牙多见于儿童，随年龄增长而病情加重；氟骨病多侵犯成年人，并随年龄增长而发病率增高、病情加重，性别差异不显著。

（一）病因

地方性氟病的主要病因是摄入过量的氟，氟以化合物或络合物的形式广泛存在于各种岩石和多种矿石中，许多种氟化物在水中有很大的溶解度和迁移性，因此高氟地区土壤和水中均含有大量氟，在该地区生长的植物（蔬菜、水果、种子等）和动物体内均含有较高的氟，摄入该地区的植物或动物容易导致氟摄入过量而引起中毒。

地方性氟病的主要发病因素可有以下几种：

1. 饮用氟化水

饮水型氟中毒是病区分布最广、患病人数最多的一型。我国饮水型中毒病区主要分布在淮河—秦岭—昆仑山以北的广大地区。其中饮水含氟量在 1.1～2.0mg/L 的占 63％，2.1～4.0mg/L 的占 27.5％，4.1mg/L 及以上的占 9.5％。世界各大洲报道的病区主要也是饮用高氟水引起。一些调查表明在饮水型氟中毒病区居民的病情与水氟浓度呈正相关。

2. 燃煤污染

劣质煤含氟量高，石煤最高。我国西南几个省区农村，常年明火烧这类煤，冬季用之取暖，收获季节燃煤烘干玉米、辣椒等食物，很容易发生氟中毒。

3. 食用高氟食品

因长期食用高氟食品亦可造成氟中毒。例如 20 世纪 80 年代以来，我国发现一些病区饮水氟含量不高，而因食物如食盐、粮食、茶叶等高氟而致病。用高氟卤水制食盐、高氟热泉水泡制菜干等，均可摄入高氟。茶叶中含氟量可高达 37.5～1 757mg/kg，西藏、新疆和内蒙古所饮用砖茶的含氟量达 2mg/L 以上，而饮用水和食物中含氟量都不高，但是儿童氟斑牙发病率高于 40％，成人氟骨症高于 20％。

4. 工业三废污染

电解铝、磷肥、玻璃、水泥、砖瓦、制冷剂、消毒剂、电子工业、石油化工、黑色冶金等制作或生产过程中，其废水、废气、废渣中含大量氟化物，如处理不恰当，会污染空气、河流及其附近土地和植物。

（二）临床表现

在一个固定地区（如一个乡内），饮水中含氟量超过国家规定标准（0.5～1.0mg/L）或因食物中含氟过高，造成人群发病时，即可定为地方性氟中毒。地方性氟中毒可出现中枢神经、肌肉、胃肠道等一系列症状，以及骨骼、牙齿的变化，但主要表现是牙齿和骨骼的损害，此外还是心血管疾病、癌症的诱因之一。

1. 氟斑牙

居住于高氟区（水氟高于 1.0mg/L，或食物中含氟高）排除其他原因，牙齿发生斑釉改变，即可定为氟斑釉齿。它是慢性氟中毒最早出现的症状之一，因牙齿生长期成釉细胞发生障碍所致。受损害时间是恒齿生长期，到恒齿钙化后，即不再受损害。

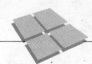

临床上把氟斑釉分为三型：

1）白垩型牙齿表面失去光泽，粗糙似粉笔，触之有细沙感，可呈点状或线状，或为不规则小片；重者可波及牙的整个表面，非白垩区呈淡白浅黄色。

2）着色型表面出现微黄色，逐年加重变为黄褐色或黑褐色。

3）缺损型牙釉质损害脱落，呈点状或片状凹陷，或出现广泛的黑褐色斑块，有浅窝或斑样缺损。

2. 氟骨症

早期表现为四肢脊柱关节持续疼痛，无游走性，且不发热，抗风湿治疗亦无效，与天气无关。进而关节活动障碍，肌肉萎缩、肢体麻木、僵直变形甚至瘫痪。

3. 神经系统表现

氟中毒神经系统损害占10％，是由于椎管硬化变窄和椎间孔缩小使脊髓和神经根受压或神经本身损害所致。常表现为四肢麻木，双下肢无力，肌张力增强，键反射亢进，压迫性截瘫和大小便失禁等。

神经根主要症状是刺痛、感觉异常、肌萎缩等。少数患者可出现耳聋耳鸣、视力减退、头痛、恶心等症状。

(三)诊断和鉴别诊断

1. 诊断依据

(1)长期生活在高氟区，饮用高氟水、食用被氟污染的粮食或处于氟污染的空气环境。

(2)临床表现为氟骨症所具有的骨关节痛、肢体运动障碍畸形，伴有氟斑牙。12岁以后迁入病区者可没有氟斑牙。

(3)骨X线改变。

X线基本特征如下：

1）骨质改变：硬化、疏松、软化。

2）骨周改变：肌腱、韧带、骨间膜骨化，软骨以及其他软组织骨化。

3）关节改变：关节软骨、关节面或关节囊骨化，增生肥大，关节内出现游离体。

4）骨和关节继发性畸形改变：脊柱、骨盆、四肢等变形。

(4)尿氟高。早期氟骨症可能没有症状和X线异常的特征，此时期的血清碱性磷酸酶高，血、尿钙低，尿羟脯氨酸排出量高于正常，提示氟已兴奋成骨细胞活性，损伤骨胶原蛋白。

2. 鉴别诊断

(1)类风湿关节炎的主要症状和X线有许多相似之处。但类风湿关节炎多数开始于髓关节，后渐向上发展，很少波及四肢关节。临床上疼痛不严重，骨质主要是疏松萎缩性改变。化验检查血沉可加快，类风湿因子测定阳性。尿氟不升高。

(2)骨软化症以骨软化和骨畸形为特征。患者多为女性，主要原因是维生素D缺乏和钙吸收障碍，并阻止钙在骨内沉着。骨质改变为普遍性疏松，呈不规则的网眼状脱钙。长骨小梁粗糙，皮质变薄而分层，骨盆有典型的畸形。而地方性氟病以硬化改变为主，肌肉韧带附着位有明显的钙化。

（四）治疗

地方性氟中毒并无特效疗法，当前治疗的原则是补充钙，减少氟的吸收并增加氟的排出。供给合理平衡的膳食，适当地补充钙、B族维生素和维生素C，对防治氟中毒有比较明显的效果。出现脊髓受压或截瘫时应尽早施行骨科手术，解除神经根或脊髓压迫，术后效果较好。

（五）预防

地方性氟病应以预防为主：采用低氟水源、药物除氟、减少食物中含氟量以及限制含氟"三废"的排放。

1. 控制每日摄入量

根据饮水含氟量及常见食物的含氟量，全面计算人体每日氟摄入总量，从而把人体每日氟的总摄入量控制在允许范围以内。

2. 饮水除氟

在水氟含量高的地区饮水除氟是消除地方性氟病最有效的预防措施。寻找低氟水源，加强水质勘测工作，健全用水管理，执行定期水质监测制度，使饮水保持在氟含量不高于 0.05mol/L。在没有条件改水的地区，鼓励收集雨水或雪水供饮用或烹饪使用。有条件的地区亦可采用药物除氟法。

3. 消除燃煤产生的氟污染

改变南方收获季节烘干粮食的方法，或改变耕种季节避开梅雨季节收获的措施，改造燃煤灶，使燃煤产生的氟不污染居室空气，不污染粮食、果菜。

4. 控制饮茶中的氟

茶叶本身可蓄积氟，某些地区生产的茶叶氟含量可高达 500mg/kg 以上，应采取措施防止茶叶氟进入人体。

四、硒中毒

动物在摄入含硒量高的牧草或其他含硒量高的饲料时，可发生中毒。急性中毒时出现一种被称作"蹒跚盲"的综合征。其特征是失明、腹痛、流涎，最后因肌肉麻痹而死于呼吸困难。慢性中毒时出现脱毛、脱蹄、角变形、长骨关节糜烂、四肢僵硬、跛行、心脏萎缩、肝硬化和贫血，即所谓"家畜硒中毒或碱毒（质）病"。人因食用含硒量高的食物和水，或从事某些常常接触到硒的工作，可出现不同程度的硒中毒。

（一）病因

硒中毒地区主要受非地带性的地质因素——岩石的影响，所以，其分布无地带性规律，而是呈散灶状分布。我国的湖北恩施、陕西紫阳为硒中毒的灶状病区，主要与高硒含煤地层有关。在调查恩施高硒环境及形成原因时发现，当地石煤硒含量高、储量丰富、出露面大且呈灶状分布；温湿多雨加速了硒的淋溶和迁移；而当地村民有用石煤火熏土作底肥的习惯，从而造成土壤严重硒污染。这样，粮食蔬菜等作物硒含量也随之增加，而饲料硒含量的增加又使禽畜肉硒量增多，最终使人体摄入硒过量而中毒。

另外，在工业生产中，工人在焙烧阳极泥时，吸入有硒尘释放出的烟雾可引起急性硒中毒；从事冶炼、加工、提取硒的工人，长期接触小剂量硒化物的蒸气和粉尘，也可引起慢性硒中毒。

(二)临床表现

地方性硒中毒一般表现为慢性病程，根据临床症状的不同，地方性硒中毒可分为两种类型：

1. 蹒跚盲

这是由于人和动物摄食了含有中等量硒的食物和饲料而引起的，硒主要以有机态进入人和动物体内。病人有神经系统的症状，如皮肤痛觉迟钝、四肢麻木、头昏眼花、食欲不振等。

2. 碱性病

这是由于人和动物摄食了含有蛋白质结合硒（可能是硒氨基酸）的谷物、蔬菜和植物，病人表现为头发脱落，甚至眉毛、胡须、阴毛等都会脱落；指（趾）甲变形、凹陷，最后脱落；还有皮疹、皮痒等症状。

职业性硒中毒的主要症状是：面色苍白，精神疲惫，胃肠功能紊乱，消化不良，呼吸有大蒜气味。严重者可导致中枢神经系统中毒或"碱性病"。

(三)诊断依据

1. 长期生活在高硒地区，食用含硒量高的粮食或禽畜肉。

2. 临床表现。

3. 血硒高。

(四)治疗

硒中毒的治疗，主要是降低以至消除硒的毒性。因食入高硒（含硒 15mg）食物而引起的急性和慢性中毒者，服用 5mg 的砷酸钠水溶液，可促使过量的硒经胆汁排泄到胃肠道，最后从肾脏排出体外，以达到缓解毒性或完全解毒的目的。甜菜碱和胆碱也对抵抗硒酸盐的毒性起一定作用。硫酸盐可以减轻硒酸盐的毒性，但不能减轻亚硒酸盐或有机硒的毒性。蛋氨酸分子可以与机体内过量的硒结合，从而起到解毒作用。

(五)预防

预防硒中毒最有效的办法就是使人和动物避免摄入富硒的食物和饲料，美国采取除去富硒牧草或更换草场的办法来预防。有些牲畜也有识别富硒牧草的能力，因有些富硒牧草会散发出一种蒜臭味。另外，土壤中含硫多会抑制植物对硒的吸收，因此，有些国家采取在草场施用石膏或含硫肥料等措施，来降低植物含硒量。陕西近年来采用换粮的办法，对预防人体硒中毒也收到良好的效果；维生素 E 是一种良好的抗氧化剂，可预防硒中毒；蛋氨酸也可以防止硒中毒，但口粮中必须有足够的维生素 E。

五、碘过多症

长期碘摄入量过高或一次性摄入相当高剂量的碘，会危害人体健康，而且可以致病，统称为碘过多病（症），它包括：高碘性甲状腺肿，含散发性高碘甲状腺肿和地方性高碘甲状腺肿；碘致甲亢；碘致甲减；桥本甲状腺炎；甲状腺癌；碘过敏和碘中毒。

高碘甲状腺肿流行相当广泛，1962 年 Suzuki 等发现食物性高碘甲状腺肿，1980 年我国发现了水源性高碘甲状腺肿，现在已知在河北、山东、新疆、山西、河南、安徽、内蒙古与江苏的 8 个省与自治区都存在高碘甲状腺肿。

（一）病因

高碘甲状腺肿是机体本身的一种保护机制。因为碘是合成甲状腺激素的必需原料，缺少碘可对人类造成严重危害，所以在高碘条件下，人体便自发地存储碘，一旦碘缺乏时就动员出来供人体需要以防止碘缺乏病的发生。人体内，甲状腺是碘重要的贮藏场所，人们摄入过量的碘，除由肾脏排出相当多的碘外，甲状腺也从血循环中吸入较多的碘，这些碘以胶质形态存储于甲状腺滤泡腔中。当甲状腺持续吸入较多的碘，滤泡腔内的胶质逐渐增多，以致滤泡腔被充塞扩大，甲状腺的重量和体积都超出正常范围时就形成了高碘甲状腺肿。

（二）临床表现

甲状腺肿大，多呈弥漫型。新生儿高碘性甲状腺肿可压迫气管，甚至引起窒息。

高碘性甲状腺肿病人 24 小时甲状腺吸碘率下降，一般低于 10％。在水源性高碘甲状腺肿病区有报道说，在未采取任何干预措施的情况下，儿童期的高碘甲状腺肿进入成年期后多自行消退，显示人们对高碘的摄入有较强的耐受性。

长期高碘摄入可有自身免疫过程增强的改变，如：出现自身免疫抗体，自身免疫性疾病或甲亢的发病率增高，甲状腺癌的发病增多（主要是乳头状癌）。

（三）诊断与鉴别诊断

1. 高碘病区的判定

凡一地区 8～10 岁儿童甲状腺肿大率大于 5％；儿童尿碘水平（群体）大于 800μg/L；人群有明确的高碘摄入（如果是水源性，则水碘大于 300μg/L），该地区即可确定为高碘病区。

2. 高碘甲状腺肿的诊断

病人生活或居住在高碘地区，甲状腺肿大且质地硬（必要时可做甲状腺活检）；尿碘大于 800μg/L；吸碘率低（一般 24 小时低于 10％）；有明确的高碘摄入史；且能排除其他原因引起的甲状腺肿；则可诊断为高碘性甲状腺肿。

（四）预防和治疗

高碘甲状腺肿的防治原则应以限制高碘的摄入量，并根据病因来源采取相应的措施。

1. 限制高碘食物的摄入量

对食物性高碘甲状腺肿的病人，限制高碘食物的摄入量。

2. 采用适当的饮用水源

目前对水源性高碘甲状腺肿的防治措施正在探讨。首先在病区寻找适宜的饮用水源（水碘在 10～125μg/L），结合当地水利建设进行改水，可引河水或打浅井水作为饮用水源。山东省无棣埕口盐场利用电渗析降碘也收到了一定效果。

3. 药物治疗

目前对高碘甲状腺肿病人的治疗主要应用甲状腺激素。

六、铁中毒

（一）病因

急性中毒常见于误服过量铁剂，尤其常见于儿童。慢性铁中毒或称铁负荷过多，可发生于消化道吸收的铁过多和肠外输入过多的铁。这里所说的消化道铁吸收过多只发生于：①长期过量服用铁剂。②长期大量摄入含铁量异常高的特殊食品。③慢性酒精中毒和肝硬化，因其均可使铁的吸收增加。④原发性血色病，因遗传缺陷而使小肠吸收过多的铁。在正常情况下，即使膳食铁含量很丰富，亦不致达到引起慢性中毒的水平。肠外输入过多的铁，通常由多次大量输血引起。

(二)临床表现

1. 急性铁中毒

因误服大量铁剂所致的临床表现分为四期：

(1)第一期始于摄入后即刻表现呕吐、腹泻、腹痛、血压降低、苍白、昏睡、代谢性酸中毒、白细胞数升高、血糖升高。

(2)第二期摄入后6～24小时开始，并持续12～24小时，体征包括低血容量、昏睡、血压降低、代谢性酸中毒、血铁水平可能不到高峰。

(3)第三期摄入后12～24小时开始，表现多器官功能衰竭(胃肠道、中枢神经系统、心血管系统、肝、肾)，代谢性凝血病及低血糖，暴发性肝功能衰竭常直接致死。

(4)第四期第4～6周开始，胃疲痕形成，幽门梗阻。

2. 慢性铁中毒可有各脏器受损的表现

(1)皮肤色素沉着，呈古铜或青铜色。

(2)肝脏肿大，肝硬化蜘蛛痣，糖尿病。

(3)垂体功能低下，甲状旁腺及肾上腺功能减退。

(4)心脏疾病，心律不齐，心力衰竭。

(5)骨骼关节改变，颅脑畸形，肝肿大，肾上腺皮质功能低下，合称 Zellveger 综合征。

(三)治疗

对误服大量铁剂的病人给予大量生蛋清、牛奶等，促使形成铁蛋白复合物，并用吐根糖浆等催吐，继以2%～5%碳酸氢钠溶液洗胃，洗毕留置部分于胃中，使铁盐转变成不溶解的碳酸亚铁，并可口服盐类泻药导泻。若误服时间超过30分钟，则不宜催吐，防止被铁剂腐蚀的胃黏膜发生穿孔。胃有出血时，应停止洗胃或每次用少量液体反复灌洗。洗胃后仍有大量铁剂存在胃内，则应考虑做胃切开术以移去铁剂。严重中毒时，采用血液透析或腹膜透析。换血能使血浆铁减少，婴幼儿可酌情应用。

去铁敏可络合铁离子成为无毒的络合物经尿排出。促排灵、依地酸二钠钙能增加铁的排泄，可以酌情使用。静脉补液可纠正脱水、酸中毒，促进毒物排泄，维持血压，必要时输血或血浆等。在铁中毒过程中，须注意积极防止休克。

急性铁中毒预防：应防止儿童过量误服铁补充剂，家长更不应认为铁剂是"补药"而超过规定剂量服用；铁补充剂药瓶标签上应有明确标示，医生也要加强医药常识宣传，说明乱吃铁剂的危险性。

对于慢性铁中毒的预防：①防止长期过量服用铁剂；②防止慢性酒精中毒；③因肝硬化引起的慢性铁中毒，或因疾病而必须反复大量输血而引起的慢性铁中毒，应着眼于原发疾病的防治。

七、锌中毒

(一)病因

锌普遍微量存在于各种食物中,大量摄入时则易引起中毒。锌中毒主要由于应用镀锌的器皿制备或贮存酸性饮料,此时酸性溶液可溶解出较多的锌而中毒,其他原因为误服药用的氧化锌(常为收敛剂)或硫酸锌(常用于治疗结膜炎)或大面积创面吸收氧化锌(常为轻度收敛)等。

锌的中毒量为 0.2~0.4g,一次摄入 80~100mg 以上的锌盐即可引起急性中毒。慢性锌中毒多见于长期小量服锌治疗疾病。儿童长时间玩耍或口含有锌的金属玩具,或把含锌金属玩具放在浴水中,小儿把头浸在水中吞咽一些浴水,均可引起慢性锌中毒。空气污染也是常见原因。

(二)临床表现

1. 急性锌中毒

呈急性发病,潜伏期由几分钟至 1 小时,恶心、持续性呕吐、腹绞痛、腹泻、口腔烧灼感,伴随眩晕及全身不适。严重者可因剧烈的呕吐和腹泻而导致虚脱。

2. 慢性锌中毒

多表现为顽固性贫血、食欲不振、血红蛋白含量降低、血清铁及体内铁贮存量减少等。

(三)治疗及预防

1. 治疗

对误服大量锌盐者可用 1‰ 鞣酸液、5％ 活性炭悬液或 1∶2000 高锰酸钾液洗胃,但如呕吐物带血液,应避免用胃管及催吐剂。根据情况酌服硫酸钠导泻,内服牛奶以沉淀锌盐。必要时输液以纠正水和电解质紊乱,并给去锌疗法(应用巯基解毒药)。慢性中毒时,还应尽快停止服用锌剂,不再与锌污染的空气、水源及食品接触。

2. 预防

应加强环境及食品卫生监督,防止空气、水源、食品被大量锌污染。用锌治疗疾病时应掌握安全剂量防止误服锌剂。加强对儿童含锌玩具制品的监督,制定含锌产品的含锌标准。

八、铜中毒

(一)病因

铜盐的毒性以硫酸铜、醋酸铜较大,特别是硫酸铜,经口服即使微量往往也会引起急性中毒,引起本病的原因是多种多样的,常因为结晶硫酸铜烧伤或意外误服引起,也有食用被污染的水和食物造成,主要是因为冶炼铜时造成环境污染,国家规定车间允许铜尘、铜烟浓度为 0.01mg/m³。长期接触铜尘、铜烟的工人,肝豆状核变性的患者会出现慢性铜中毒。长期吃大量牡蛎等贝类、肝脏、蘑菇、坚果和巧克力等含铜量高的食品者,铜摄入量可较正常的每天摄入量(2~5mg)高 10 倍以上,但从未发现慢性铜中毒的证据。

(二)临床表现

1. 急性铜中毒

开始产生胃肠道黏膜刺激症状,如恶心、呕吐、腹泻,溶血作用特别明显,尿中出现血红蛋白,继而出现黄疸及心律失常,严重时可出现肾功能衰竭及尿毒症、休克。

2. 慢性铜中毒

(1)呼吸系统最常见的症状为咳嗽、咳痰、胸痛、胸闷,有的咯血、鼻咽黏膜充血、鼻中隔溃疡,甚至可引起尘肺和金属烟雾热。

(2)眼睛接触铜盐可发生结膜炎和眼睑水肿,严重时角膜可以发生浑浊和溃疡。从事枪弹钢壳生产的工人易发生铜性白内障。

(三)治疗及预防

1. 急救

误服铜盐中毒者,应立即用清水洗胃或用1⅟₂%亚铁氰化钾(黄血盐)600mL洗胃,使毒物变成低毒的不溶的亚铁氰化铜而沉淀,并可用牛乳、豆浆及蛋清保护胃黏膜。无腹泻者给予导泻。

2. 解毒剂

可用依地酸钙钠或二巯丙醇,也可给予青霉胺。可试用螺旋内脂固醇,因其可增加铜自胆汁的排泄。

3. 对症治疗

有腹痛、腹泻时给予解痉剂、止痛剂,并及时补液以维持水电解质平衡。有休克时及时进行处理。

4. 预防

应注意不要用生铜绿的器皿存放食物,用含铜药物治疗时要严格掌握用量。

第四节　营养素过剩症

一、蛋白质摄入过剩症

(一)症状

1. 增加胃肠、肝脏、胰脏和肾脏的负担,进而造成胃肠功能紊乱和肝脏、肾脏的损害。

2. 能量过多造成肥胖病。

(二)预防

1. 多吃水果和蔬菜防止蛋白质摄入过剩。

2. 按照中国居民营养素摄入推荐量摄入蛋白质(如成人为80克)。

二、肥胖病

(一)发病原因

1. 脂肪、糖类和蛋白质摄入过剩,造成能量过多储藏。

2. 运动量相对较小。

(二)预防

1. 按照个人需要合理膳食，控制摄入能量营养素。

2. 根据个人身体情况进行必要运动。

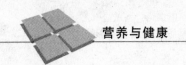

第六章　食物中毒及预防

食物中毒是指摄入了含有生物性、化学性有毒有害物质后所引起的急性或亚急性疾病，统称为食物中毒。

有毒食物包括以下几类：

①致病菌或经毒素污染的食物，包括细菌、霉菌、病毒、寄生虫等病原生物或毒素的污染，如黄曲霉毒素。

②已达急性中毒剂量的有毒化学物质污染的食物。

③外形与食物相似而本身含有毒素的物质，如毒蘑菇。

④本身含有毒素，而加工、烹调方法不当，未能将其除去的食物，如河豚鱼、木薯。

⑤在储存过程中产生有毒物质的食物，如发芽的土豆等。

第一节　细菌性食物中毒

常见的致病菌主要通过带菌者的粪便、病人的分泌物、苍蝇、不洁净的容器、水等传播途径污染食物。这些致病菌主要有：假单胞菌属、微球菌属、芽孢杆菌属、肠杆菌科各属、弧菌属、嗜盐杆菌属、乳杆菌属。

一、发生细菌性食物中毒的原因

发生细菌性食物中毒的原因有三种：

①食物在制备、运输、储存、发放等过程中受到致病菌的污染。

②致病菌污染的食物在较高的温度（37℃左右）下存放，加之食品中水分充足，适宜的酸碱度及营养条件会造成致病菌大量繁殖。

③生食品在食用前未烧熟煮透，或熟食受到生食交叉污染，此外还有从事餐饮服务人员中的带菌者造成的污染。

二、细菌性食物中毒的种类

1. 沙门氏菌引起的食物中毒

沙门氏菌属是肠杆菌科中的重要菌属之一。沙门氏菌广泛存在于自然界，人和动物均可带菌。伤寒沙门氏菌、各种副伤寒沙门氏菌等能引起人类疾病。鸡沙门氏菌、鸭沙门氏菌等能引起动物疾病，猪霍乱沙门氏菌既能引起人类疾病，也能引起动物疾病。

由副伤寒沙门氏菌属引起的中毒是最常见的细菌性食物中毒。主要传染源为家禽、家畜及鼠类。引起沙门氏菌食物中毒的食品主要是家畜肉、蛋类、家禽肉、奶类及其制品。

胃肠类型的中毒前兆有寒战、头痛、恶心和痉挛性腹痛，以后出现呕吐、腹泻、全身酸痛和发热。各类食品中以肉类食品最易引起沙门氏菌属食物中毒，蛋类亦有发生。

2. 肉毒杆菌引起的肉毒中毒

肉毒中毒是进食被肉毒杆菌外毒素污染的食物引起的中毒性疾病。在缺氧的情况下，肉毒杆菌细胞大量繁殖，并产生外毒素。进食含有这种外毒素的食物后即可发生中毒。肉毒杆菌外毒素是一种嗜神经毒素，毒力极强，有强致病力，但肉毒杆菌产生的外毒素不耐热，在80℃条件下半小时或10分钟即被破坏。肉毒杆菌引起的肉毒中毒，临床表现为神经系统症状，如眼肌及咽肌瘫痪，若抢救不及时，病死率较高。

3. 出血性大肠杆菌(0157)引起的食物中毒

致病性大肠杆菌可分为5大主系及百余个支系，如肠产毒素性大肠杆菌、肠致病性大肠杆菌、肠侵袭性大肠杆菌、肠粘附性大肠杆菌、肠出血性大肠杆菌等共178种，它们引起的症状各有不同，0157是其中毒性最强的。该菌耐冷冻，在人体体温温度下，其繁殖能力可提高4倍。但它不耐热，75℃即可被杀死，对食品加热是防范出血性大肠杆菌的有效措施。

三、细菌性食物中毒的处理原则

中毒后患者多出现呕吐、腹泻、大量失水，遇到这种情况除洗胃外，要根据一般急救原则及时补充水和电解质，并可给予适当的抗生素以控制感染，纠正休克及采取其他对症治疗措施。重症病人应尽快送往医院救治。

四、细菌性食物中毒的预防措施

1. 在食品的生产、加工、储存和运输的过程中保持卫生，防止被细菌污染。

2. 控制细菌繁殖的主要措施是冷藏和冷冻。

3. 高温灭菌是食品制作及烹调过程中的主要消毒措施，可彻底杀灭细菌。

4. 世界卫生组织预防食物中毒的10条建议：

(1)最好食用经过加工的食物(即熟食)，不吃生食。

(2)加工食物时，应加温至70℃以上，以杀死病菌。

(3)食品不宜长时间存放，并应存放在4℃以下；不要把大量热的食品放入冰箱，因为食物来不及很快降温、散热，易染菌。

(4)加工过的食品最好尽快吃掉，食物冷却至室温后容易滋生细菌，在室温下存放时间越长，危险性越大。

(5)食用存放过一段时间的食物时，要将食物加热至100℃后食用。冰箱不是保险箱，一般在冰箱中存放超过24小时的食品都应加热、蒸煮后再食用。

(6)加工过的食品和未经加工的食品应避免接触，生、熟食品混放和直接接触会造成污染。例如，同一把刀先后切生肉和熟肉，会造成生肉上的细菌污染熟肉，仍可造成食物中毒。

(7)饭前、便后要洗手，每次做饭间歇的时候都要重新洗手；做饭时，切完生肉、生菜，再做另外一种食品时也要洗手。

(8)保持厨具清洁，不放过任何可能滋生细菌的地方；接触食物的衣物应该定期更换，使用前应高温消毒。

(9)避免昆虫(如蟑螂)、动物(如老鼠)接触食物,最好的办法是用封闭的容器装食物。

(10)清洁的水对于防止食物中毒也有很重要的意义,如果对水质有所怀疑,最好把水烧开,然后再饮用。

第二节　霉菌毒素和霉变食品中毒

霉菌在谷物或食品中生长繁殖产生有毒的代谢产物,人和动物摄入这种含有毒素的物质发生的中毒症称为霉菌毒素中毒症。霉菌及霉菌毒素种类很多,其中最主要的是黄曲霉毒素。黄曲霉毒素是黄曲霉的一种代谢产物,黄曲霉毒素有剧毒,是目前已知的最强烈的化学致癌物。

一、黄曲霉毒素引起的急性食物中毒

1. 黄曲霉毒素

黄曲霉毒素是黄曲霉和寄生曲霉的代谢产物,具有极强的毒性和致癌性。污染的食物品种主要是玉米、花生、大米及花生油,还有小麦和白薯等。

在梅雨季节,环境条件十分适合黄曲霉菌生长。如果粮食的相对湿度超过80%,这种霉菌即可生长并产生黄曲霉毒素。

2. 黄曲霉毒素引起的急性食物中毒

黄曲霉毒素的毒性是氰化物的80倍,敌敌畏的100倍,对人、畜均有强烈的毒害作用,为霉菌毒素之最。人中毒后,会引起发热、厌食、呕吐、黄疸、肝腹水,最终导致死亡。

3. 黄曲霉毒素的致癌作用

虽然目前尚无充分证据说明黄曲霉毒素能引起人的肝癌,但流行病学的资料显示黄曲霉毒素有可能与人类的肝癌发病有关。

4. 预防措施

(1)我国对食品中黄曲霉毒素允许量标准规定:玉米、花生仁、花生油中含量不得超过十亿分之二十($20\mu g/kg$)。

(2)黄曲霉毒素目前已分离鉴定出12种以上,分 B_1 与 G_1 两大类。在黄曲霉毒素中,毒性最大、致癌性最强的是黄曲霉毒素 B_1。

(3)虽然通过水洗、加碱或高压,去毒率可达80%以上,但依旧有部分残留。因此,预防黄曲霉毒素的最好措施就是不食用霉变食品。

黄曲霉毒素的分解温度

黄曲霉毒素	熔点(分解)	黄曲霉毒素	熔点(分解)
B_1	268~269℃	M_1	299℃
B_2	286~289℃	M_2	293℃
G_1	244~246℃	GM_1	276℃
G_2	237~240℃		

二、黑斑菌类食物中毒

表皮呈褐色或黑色斑点的番薯(白薯、红薯),是受到黑斑病菌污染所致。黑斑病菌分泌排出的毒素含有番薯酮和番薯酮醇,使番薯变硬、发苦,对人体肝脏有剧毒。人食用后,可在 24 小时内发病,出现恶心、呕吐、腹泻等症状,严重的伴有高热、头痛、气喘、神志不清、抽搐、呕血、昏迷,甚至死亡。因此,不可食用具有黑斑的番薯。

第三节 有毒动、植物引起的食物中毒

一、野生毒蘑菇引起的中毒

在我国,毒蘑菇有 100 多种,对人生命有威胁的有 20 多种,其中含剧毒、可致死的不到 10 种。

(1)主要有胃肠毒素、神经毒素、血液毒素、原浆毒素和肝、肾毒素。由于一种蘑菇可能含有多种毒素,而一种毒素可能存在于多种蘑菇中,故误食毒蘑菇的症状表现复杂。

(2)有毒野菜与野生毒蘑菇中毒的治疗措施是首先应洗胃、灌肠,排出毒物,再服食醋、腌菜、姜汁,或大量服食甘草和绿豆等有一定解毒作用的食物。也可口服活性炭以吸附毒物。做上述简单处理后,应尽快送往医院救治。

二、发芽马铃薯(土豆)中毒

1. 中毒发生原因

马铃薯(土豆)储存不当会发生表皮变青、发紫或发芽,其皮肉及芽、胚芽中都含有毒素——龙葵素。

2. 预防措施

将马铃薯放在干燥、阴凉处低温贮藏,避免阳光照射,防止生芽。生芽过多、皮呈黑绿色的马铃薯不得食用。生芽较少的马铃薯应彻底挖去芽的根部,削去变青变绿的部分,煮熟煮透;煮时可加些醋,以加速毒素的破坏。另外,上述马铃薯皮中含有有毒的配糖生物碱,因此马铃薯应削皮后再煮食为好。

3. 处理原则

一般在进食后 10 分钟至数小时内出现症状。先有咽喉瘙痒感及口腔、上腹部灼烧感或疼痛,其后出现胃肠道症状,恶心、腹泻等。严重者体温升高、头痛、头晕、血压下降、脱水、抽搐、昏迷,重者可因心脏衰竭、呼吸中枢麻痹死亡。中毒后应立即洗胃,并送往医院救治。

三、生四季豆(豆角)食物中毒

1. 中毒发生原因

生豆角,尤其是霜打后的豆角中含较多的皂素和一种能凝集人红细胞的有毒蛋白

凝集素，是一种蛋白质或多肽，有的豆荚（外面的皮）还含有溶血素。

2. 处理原则

吐、泻严重者可送往医院治疗。

3. 预防措施

改变烹调方法，尽量食用炖豆角。如果凉拌，应用水充分煮熟。

四、生豆浆中毒

1. 中毒原因

生大豆中含有一种胰蛋白酶抑制剂，进入机体后会抑制体内胰蛋白酶的正常活性，并对胃肠道有刺激作用。

2. 处理原则

会出现恶心、呕吐、腹痛、腹胀和腹泻等胃肠炎症状。一般无须治疗，很快可以自愈。

3. 预防措施

将豆浆煮开后再食用。

五、鲜黄花菜（金针菜）中毒

鲜黄花菜（金针菜）中含有秋水仙碱，摄入人体后可被氧化为二秋水仙碱，能强烈刺激胃肠和呼吸系统，吃鲜金针菜 $50\sim100g$ 即可很快发生腹泻等中毒症状。

六、蓝紫色紫菜中毒

紫菜是生长在近海浅水区岩礁上的海藻类植物。商品紫菜系红藻干制品，呈黑紫色而有光泽，其蛋白质含量达 35.6%，含有丰富的甘露醇、维生素等营养成分。但蓝紫色的蓝色藻、双鞭甲藻等可分泌环状多肽、岩藻毒素等有毒物质，使紫菜的色泽变为蓝紫色。

紫菜一旦变成蓝紫色，就可能被有毒物质污染，不宜食用，采购食品时应注意选择。

七、苦杏仁等含氰甙类食物的中毒

1. 食物中的隐形杀手——氢氰酸

氰甙在酶和酸的作用下会释放氰氢酸，食入苦杏仁后，其所含的苦杏仁甙（氰甙的一种），在口腔、食道、胃和肠道经苦杏仁酶的水解后释放出氢氰酸，苦杏仁在口内嚼碎与唾液混合也能产生氢氰酸。

氢氰酸的毒性作用是氰离子与含铁的细胞色素酶结合，阻止体内氧的传递，使机体呼吸链中止，组织细胞缺氧，导致窒息而死亡。其中毒特点是发作速度快。

2. 中毒的预防

(1)苦杏仁中毒多发生于杏熟期，主要由生吃苦杏仁引起。

(2)木薯要煮熟、蒸透后方可食用。

(3)此外，高粱、玉米的嫩叶、嫩竹笋、亚麻子中也含有少量的氰甙，食用不当也易发生中毒。

（4）常见症状有口腔苦涩、流涎、头痛、头晕、恶心、呕吐、心悸、紫癜并瞳孔放大，对光反射消失，牙关紧闭，全身阵发性痉挛，最后因呼吸麻痹或心跳停止而死亡。患者呼出的气体中时可闻到有苦杏仁味。

八、河豚鱼中毒

每年春季 2～5 月为河豚鱼的生殖产卵期，此时毒性最大，因此常在春季发生河豚鱼中毒。

1. 中毒症状

一般食用后 10 分钟到 3 小时内发病，最初感觉全身不适，恶心、呕吐、腹痛，随后感觉消失，四肢肌肉麻痹，逐渐失去运动能力，身体摇摆失衡，最后全身瘫痪，可有语言不清，瞳孔散大，血压和体温下降等症状。最后出现呼吸中枢和循环运动中枢麻痹而致死亡。

2. 救治原则

河豚鱼中毒潜伏期短，因河豚毒素极易吸收，中毒发病急速而剧烈。所以一旦发生河豚鱼中毒必须迅速进行抢救，以催吐、洗胃与导泻为主。目前尚无特效解毒药。

3. 预防措施

最有效的预防方法就是识别河豚鱼，以防误食中毒。

九、鱼类所致过敏性食物中毒

食用的某些鱼类可引起过敏性食物中毒。引起此种食物中毒的鱼类主要是海鱼中的青皮红肉鱼。

1. 中毒原因

含较高量组胺。

2. 预防措施

主要是防止食用腐败变质的鱼类。

3. 处理原则

原则是首先催吐、导泻以排出体内毒物，然后服用抗组胺药使中毒症状迅速消失，同时口服维生素 C。

第四节　化学性食物中毒

一、农药引起的食物中毒

有机磷化合物是一种高效、广谱杀虫剂。

1. 有机磷中毒发生的原因

主要是有机磷农药污染食物引起。

2. 有机磷中毒的处理原则

（1）脱离现场：迅速将病人抬移出现场，并脱去被污染的衣帽、鞋袜等。

(2)冲洗：用微温水或肥皂水充分冲洗污染的皮肤、头面部等，并保暖。

(3)洗眼：眼睛用生理盐水冲洗，禁用热水或酒精冲洗，以免血管扩张增加毒物的吸收。

(4)催吐：病人不能配合者，不用此法。禁用阿朴吗啡催吐，因为此药会抵制中枢。

(5)洗胃：洗胃对口服中毒者尤为重要。有条件时可用2‰碳酸氢钠溶液洗胃，敌百虫中毒禁用此药洗胃。或用1：5 000高锰酸钾液，反复洗胃直至水清为止。

(6)导泻：可用硫酸钠20g口服后再喝1 000ml水。忌用硫酸镁导泻，以免加重抑制呼吸中枢。

(7)饮食：在洗胃、催吐之日禁食，以后可以流质开始，逐渐吃普食。

(8)应用解毒药：阿托品为首选药物，轻者0.5～1mg皮下一次注射，重者2～5mg静脉注射。注射后如症状仍逐渐加重，再加阿托品的次数和用量，但要防阿托品中毒。

3. 有机磷农药中毒的预防措施

不食用农药污染的食物。

二、亚硝酸盐引起的食物中毒与预防

1. 人类膳食中亚硝酸盐的主要来源

人类膳食中亚硝酸盐的主要来源为蔬菜。

2. 亚硝酸盐食物中毒的预防措施

(1)蔬菜应妥善保存，防止腐烂，不吃腐烂的蔬菜；食剩的熟菜不可在高温下存放长时间后再食用。

(2)勿食大量刚腌的菜，腌菜时应多放盐，至少腌至15天以上再食用；但现腌的菜，最好马上就吃，不能存放过久，腌菜时选用新鲜菜。

(3)不要在短时间内吃大量叶菜类蔬菜，或先用开水焯，弃汤后再烹调。

(4)某些肉制品(如各种欧式灌肠)中硝酸盐和亚硝酸盐用量要严格按国家卫生标准规定，不可多加。

(5)用苦井水煮粥，勿存放过夜。

(6)严格区分亚硝酸盐与食盐或碱面，防止误将亚硝酸盐当食盐加入食品。

市场上的各种肉肠，颜色呈肉红色(正常颜色应非常淡)的一般含有较高的亚硝酸盐，采购食品时应注意。

3. 亚硝酸盐食物中毒的救治

轻症一般不需要治疗。较重者应先催吐、洗胃、导泻，处理后再口服1‰亚甲蓝溶液解毒治疗，并需给予大剂量维生素C和葡萄糖。

三、甲醇中毒

近年来国内因饮用含甲醇的假酒造成中毒的事件时有发生，造成了极大的危害和恶劣的社会影响。

通常饮用的白酒中仅含有很微量的甲醇，故适量饮用白酒不会因甲醇对人体造成损害。但应当注意的是，一些生产条件很差的酿酒厂，由于工艺不当，生产出的白酒中杂醇(主要是甲醇)含量严重超标。

第五节　烹饪原料的卫生

为了保障身体健康,要求各种食品要符合以下卫生要求:

第一,食品应具有其本身所固有的营养成分,以满足人体对营养物质的需要;

第二,在正常情况下,食品不应对人体健康产生任何不利影响,即无毒无害;

第二,食品的感官性状即色、香、味等不应给人以任何不良感觉。

一、植物性烹饪原料的卫生

1. 蔬菜、水果的卫生

(1)蔬菜的卫生要求

优质菜:鲜嫩,无黄叶,无伤痕,无病虫害,无烂斑;

次质菜:梗硬,老叶多,叶柄黄,有少量病虫害、烂斑,挑选后可食用;

变质菜:严重霉烂,呈腐臭味,亚硝酸盐含量增多,有毒或有严重虫伤等,不可食用。

(2)水果的卫生指标

优质水果:表皮色泽光亮,肉质鲜嫩、清脆,有特有的清香味。

次质水果:表皮较干、不够光泽、丰满。肉质鲜嫩度差,营养成分减少,清香味减退,略有小烂斑,有少量虫伤,去除虫伤和腐烂处仍可食用。

变质水果:已腐烂变质,不能食用。

(3)造成果蔬污染、变质的原因

1)果蔬本身所含的酶以及周围环境中的理化因素(温度、湿度、光、气体等)引起的物理、化学和生物化学变化。

2)微生物活动引起的腐烂和病害。

我国果蔬栽培主要以人畜类粪便作肥料,因此肠道致病菌和寄生虫卵的污染很严重。西红柿、黄瓜、葱的大肠杆菌检出率为67%～100%。不论新鲜菜或咸菜中都可检出蛔虫卵。

(4)防止果蔬污染的措施

严禁用未经处理的生活污水、废水灌溉农田。用于果蔬的农药必须高效、低毒、低残留。禁用新鲜人畜粪便为果蔬施肥。做好运输、贮藏的卫生管理。生吃果蔬必须洗净消毒。削皮后的水果应立即食用。

2. 粮豆类食品的卫生

(1)造成粮豆类食物变质的主要因素

1)霉菌及其毒素对粮豆的污染

在高温高湿条件下,由于各种酶的作用,粮豆会发热、霉烂、变质。粮豆在成熟或储存期间的霉变,不仅使其感官性状发生变化,而且产生霉菌毒素。

2)粮豆中有害植物种子的污染

谷物收割时常常混进一些有害的植物种子,最常见的有毒麦、麦仙翁子、苍耳等。

这些杂草种子都含有一定的毒素，混入粮豆食品中会造成污染。

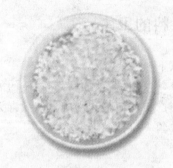

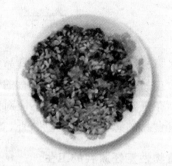

优质大米　　　　　　　　　　　霉变大米

3）仓库害虫及杂物的污染

仓库害虫的种类很多，有百种以上，我国有 50 多种。其中甲虫损害米、麦、豆等原料；螨虫损害稻谷。这些害虫不但损害粮食，而且使粮谷带有不良气味，重量减少，质量降低，易使粮谷发热并导致微生物进一步滋生，造成粮食霉烂变质。

（2）防止粮豆类物质霉烂变质的措施

1）控制环境的温、湿度

储存粮谷过程中，要定期通风，将水分降至 14％以下，大豆降至 12％以下，成品粮降至 13％～13.5％。储存温度应控制在 4～25℃为好。

2）筛选和清理

3. 植物油的卫生

（1）根据加工情况，食用植物油分为 4 种：

1）毛油，即粗制未经加工处理含有较多杂质的油，一般色泽较深、浑浊，不宜直接食用。

2）精炼油，即毛油经水洗、碱炼等加工处理后的油，一般色泽较浅，澄清。

3）色拉油，即精炼油，系经脱色、脱臭、脱味处理的油，一般无色、无臭、无味、澄清。

4）硬化油，即将植物油加氢后变为固体的油脂。

（2）食用植物油的主要卫生问题有以下几个方面：

1）油脂的酸败

2）高温加热对油脂的影响

3）粗制生棉籽油的毒性

4）霉菌毒素污染

（3）防止油脂变质的措施

1）提高油脂的纯度，减少残渣存留，避免微生物污染。

2）要限制油脂中水分含量。

3）阳光和空气能促进油脂的氧化，所以油脂宜放在暗色（如绿色、棕色）的玻璃瓶中或上釉较好的陶器内，放置于阴暗处，最好密封，尽量避免与空气接触。

4）金属（铁、铜、铅等）能加快油脂的酸败，所以储存油脂的容器不应含有铁、铜、铅等成分。

5)在油脂中添加一定量的抗氧化剂能防止油脂氧化。但是要注意所使用氧化剂的卫生要求。

4. 豆制品的卫生

豆制品含有丰富的蛋白质、水分。在生产运输、销售过程中极易遭到细菌、霉菌等微生物的污染。很多豆制品除供烹煮外，还经常凉拌食用，故需加强卫生管理，防止食物中毒的发生。

豆制品生产加工中使用的水和添加剂必须符合国家卫生标准。豆芽的发制禁止用尿素和化肥。

运输的工具、盛器必须清洁，各种制品冷、热要分开，干、湿要分开，水货不脱水，干货不着水，不叠不压，要保持低温、通风，彻底杜绝苍蝇及滋生蛆虫。

5. 调味品的卫生

(1)酱油、酱

酱油、酱是肠道病原微生物传播者——苍蝇的滋生场地，一旦污染上致病菌，就成为肠道病的传播途径。在酱类制品的生产加工、运输、储存和销售过程中，还容易受到产膜性酵母的污染。

(2)食醋

食醋如果污染杂菌，则表面形成白色菌膜，会降低醋的质量。醋中的铅、砷等重金属及黄曲霉毒素、细菌指标不能超过国家规定标准。

(3)食盐

食盐的主要卫生问题是质量不纯或混有对人体有害的物质，符合卫生要求的食盐应色白、味咸，无杂物，无苦味、涩味，无异臭。

二、动物性原料的卫生

1. 畜肉的卫生

屠宰后的牲畜肉品一般经过尸僵、成熟、自溶、腐败 4 个阶段。成熟阶段为最佳使用期，肉质新鲜，肉组织比较柔软，富有弹性。

(1)冷冻肉的卫生

冻肉色泽、香味都不如鲜肉，但保存期长，冻肉可抑制或延缓大多数微生物的生长，但不能完全杀菌。用温水浸泡解冻，会造成可溶性营养素的流失，并易遭受微生物的污染，酶及氧化作用等因素还会使肉品感官质量发生变化，故冻肉解冻后应立即加工、食用。

(2)对常见人畜共患病肉的处理

炭疽是由炭疽杆菌引起的一种对人畜危害极大的传染病。病猪主要表现为局部炭疽，病变区肉质呈砖红色，肿胀变硬，人食入后可感染肠胃型炭疽。炭疽杆菌不耐热，60℃时即可被杀死，但形成芽孢后，在 140℃高温下才能被杀死。

囊尾蚴病、旋毛虫病等是人畜共患的疾病，一旦发现，病畜要按国家卫生法规处理。

2. 对肉制品原料肉的要求

原料肉必须是无血、无毛、无粪便污物、无伤痕病灶、无有害腺体的鲜肉或冻肉。

为防止食物中毒的发生，要加强宰前、宰后的检查，根据情况做出处理、要采取合理宰杀方法。比如改进鸡的屠宰工艺，杜绝沙门氏菌等细菌的污染。

三、食品添加剂的卫生

1. 食品添加剂的使用原则

(1)使用添加剂不得破坏和降低食品的营养价值。

(2)添加剂不得用于掩盖食品的缺陷(变质或腐败)，或用于粗制滥造，欺骗消费者。

(3)使用添加剂的目的在于减少食品消耗，改进储存条件，简化工艺，不能因使用了添加剂而降低良好的加工工艺和卫生要求。

(4)婴幼儿及儿童食品中，未经卫生部门许可，不得使用任何食品添加剂。

2. 食品添加剂的种类及使用要求

(1)禁止使用的食品添加剂

主要有甲醛、硼酸、硼砂、13-萘酚、水杨酸、硫酸铜、黄樟素、香豆素、加铵焦糖色等。

(2)允许使用的食品添加剂

1)甜味剂

2)食用酸

3)着色剂

4)天然色素

四、冷菜烹调中的卫生要求

冷菜烹调中的清洁卫生工作特别重要，做凉拌菜一定要严格注意卫生，防止各种可能的污染，蔬菜的用料要新鲜可靠，在凉拌菜中加点醋、蒜泥等，既可调味，又可杀菌，有利于安全食用。

1. 烹饪用具的卫生

菜板、刀具是污染食品、传染疾病的媒介，特别是在夏秋季节。菜板和刀具应生熟分开，用完后，应立即用水冲刷，并用开水烫透，然后放通风干燥处晾干。盛装冷菜所用的盆、盘、碗、勺、筷等也必须清洗干净。菜板的消毒，主要有以下几种方法：

(1)洗烫法

(2)刮板撒盐法

(3)日晒法

(4)漂白粉消毒法

2. 冷菜原料的卫生

(1)开水消毒法

(2)乳酸液消毒法

(3)高锰酸钾液消毒法

(4)煮沸消毒法

动物性原料如鱼、虾、蛋等在做凉拌菜时，必须煮沸消毒。从食品厂或食品店、冷库买回的熟食品，也要经煮沸消毒后才能食用。

第六节　食品卫生与环境卫生知识

一、经常使用的化学消毒剂有很多种类

1. 氯制剂消毒溶剂（漂白粉和漂白粉精）
2. 过氧化物制剂消毒溶剂
3. 醇类消毒剂
4. 季胺盐类消毒剂
5. 含碘消毒剂

二、个人卫生要求

1. 定期检查身体
2. 养成良好的个人卫生习惯
(1)坚持"四勤"，勤洗手和剪指甲，勤洗澡和理发，勤洗衣服和被褥，勤换工作服和毛巾。
(2)严格遵守作业场所卫生规程
(3)养成良好的操作卫生习惯
(4)讲究职业道德

三、环境卫生及安全知识

1. 作业场所设置的卫生要求
2. 厨房的卫生要求
3. 餐厅的卫生要求
4. 贮藏室卫生
5. 冷藏设备卫生
6. 烤炉及洗碗机等机械、用具的卫生
7. 灭鼠与除虫

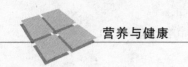

第七章　人体构成与食物转化形式

第一节　人体构成形式

一、原子水平

在原子水平上，目前已知的元素有一百三十余种，其中人体内含有的元素有六十多种，主要为氧、氢、碳、氮、钙及磷等，其中氧含量约为65％，碳约为18％，氢约为10％，氮为3％，钙为2％，磷为1％。氧、碳、氢、氮就占了人体总重量的96％。其他元素虽然在人体内所占的比例很小，但并不代表着它们不重要，如血红蛋白是体内氧的携带者，而铁则是血红蛋白的重要组成成分。

二、分子水平

在分子水平上，人体是由蛋白质、脂类、碳水化合物、水及矿物质等构成的。以一名体重为65kg男性为例，其体内的水量约为40kg，占体重的60％多；脂类约为9kg，占体重的14％，其中估计有1kg为生命活动所必需，其余为能量贮备，可以根据人体的活动状况而改变；蛋白质约为11kg，占体重的17％，大部分蛋白质在身体内作为基本构成成分而存在，损失超过2kg就会导致严重的生理功能失调。碳水化合物在体内主要是以糖原形式存在，可以用于消耗的贮备不超过200g。

三、细胞水平

在细胞水平上，人体是由细胞、细胞外液及细胞外固体组成的。细胞是身体行使功能的主要成分。按照细胞存在的组织通常将其分为肌肉细胞、脂肪细胞、上皮细胞、神经细胞等类型。

四、组织水平

在组织水平上，人体是由组织、器官及系统构成的，这样体重就等于脂肪组织、骨骼肌、骨、血及其他如内脏器官等的总和。脂肪组织包括脂肪细胞、血管及一些支撑性结构成分，是贮存脂肪的主要地方。骨骼肌有400多块，占体重的比例因性别、年龄不同而有差异。成年男性约占40％，成年女性约占35％。四肢肌约占全身肌肉重量的80％，其中下肢肌约50％，上肢肌约占30％。正常人的总血量占体重的8％左右。一个50kg体重的人，约有血液4 000ml，而真正参与循环的血量只占全身血液的70％～80％，其余的则贮存在肝、脾等"人体血库"内，当人体出现少量失血时，贮存在"人体血库"中的血液，便会立即释放出来，随时予以补充。骨骼是人体的支架系统。有206块骨头，成年人骨骼的重量大约有9kg。

五、整体水平

需要说明的是，人体在各个水平上的构成是一个动态的过程。对一个个体来说，在胎儿、婴儿、幼儿、青春期、成年、老年等各个时期，身体成分会呈现一定的变化，在疾病、应激等状态下也会发生一定的改变。但通常情况下，在某一特定时间内，如以月或年为单位来衡量时，人体的构成在各个水平上都是相对稳定的，就是说，各组成部分间呈现稳定的定量关系。所以，可以通过在整体水平上的人体测量确定各个水平上身体的构成。这也是身高、体重、皮褶厚度、体质指数（BMI）等人体测量学指标在人体营养状况评价中得到普遍应用的理论基础之一。

第二节　食物在人体内的转化形式

吸收（absorption）是指食物成分在消化道上皮细胞吸收进入血液或淋巴从而进入肝脏的过程。

一、吸收部位

食物吸收的主要部位是小肠上段的十二指肠和空肠。回肠主要是吸收功能的储备，用于代偿时的需要，而大肠主要是吸收水分和盐类。在小肠内壁上布满了环状皱褶、绒毛和微绒毛。经过这些环状皱褶、绒毛和微绒毛的放大作用，使小肠的吸收面积可达 $200m^2$；且小肠的这种结构使其内径变细，增大了食糜流动时的摩擦力，延长了食物在小肠内的停留时间，为食物在小肠内的吸收创造了有利条件。

二、吸收形式

小肠细胞膜的吸收作用主要依靠被动转运与主动转运来完成。

（一）被动转运

被动转运过程主要包括被动扩散、易化扩散、滤过、渗透等作用。

（1）被动扩散：通常物质透过细胞膜，总是和它在细胞膜内外的浓度有关。不借助载体，不消耗能量，物质从浓度高的一侧向浓度低的一侧透过称被动扩散。由于细胞膜的基质是类脂双分子层，脂溶性物质更易进入细胞。物质进入细胞的速度决定于它在脂质中的溶解度和分子大小，溶解度越大，透过越快；如果在脂质中的溶解度相等，则较小的分子透过较快。

（2）易化扩散：指非脂溶性物质或亲水物质如 Na^+、K^+、葡萄糖和氨基酸等，不能透过细胞膜的双层脂类，需在细胞膜蛋白质的帮助下，由膜的高浓度一侧向低浓度一侧扩散或转运的过程。与易化扩散有关的膜内转运系统和它们所转运的物质之间，具有高度的结构特异性，即每一种蛋白质只能转运具有某种特定化学结构的物质；易化扩散的另一个特点是所谓的饱和现象，即扩散通量一般与浓度梯度的大小成正比，当浓度梯度增加到一定限度时，扩散通量就不再增加。

（3）滤过作用：消化道上皮细胞可以看作是滤过器，如果胃肠腔内的压力超过毛细血管时，水分和其他物质就可以滤入血液。

（4）渗透：渗透可看作是特殊情况下的扩散。当膜两侧产生不相等的渗透压时，渗透压较高的一侧将从另一侧吸引一部分水过来，以求达到渗透压的平衡。

（二）主动转运

在许多情况下，某种营养成分必须要逆着浓度梯度（化学的或电荷的）的方向穿过细胞膜，这个过程称主动转运。营养物质的主动转运需要有细胞上载体的协助。所谓载体，是一种运输营养物质进出细胞膜的脂蛋白。营养物质转运时，先在细胞膜同载体结合成复合物，复合物通过细胞膜转运入上皮细胞时，营养物质与载体分离而释放入细胞中，而载体又转回到细胞膜的外表面。主动转运的特点是：载体在转运营养物质时，需要酶的催化和提供能量，能量来自三磷酸腺苷的分解；这一转运系统可以饱和，且最大转运量可被抑制；载体系统有特异性，即细胞膜上存在着几种不同的载体系统，每一系统只运载某些特定的营养物质。

第三节　新陈代谢

一、新陈代谢

新陈代谢是一切生命活动的基本特征。人体在生命活动过程中不断从外界环境中摄取食物，从中获得人体必需的营养物质，其中包括碳水化合物、脂类和蛋白质，一般称之为三大营养素。三大营养素经消化转变成可吸收的小分子物质被吸收入血液，这些小分子物质在一方面经过合成代谢构成机体组成成分或更新衰老的组织；另一方面经过分解代谢释放出所蕴藏的化学能。这些化学能经过转化成为生命活动过程中各种能量的来源，所以分解代谢是放能反应，而合成代谢则需要供给能量，因此是吸能反应。而机体在物质代谢过程中所伴随的能量释放、转移和利用则构成了整个能量代谢过程，是生命活动的基本特征之一。

二、能量单位

"能"（energy）在自然界有多种形式，如太阳能、化学能、机械能、电能，它们之间可以相互转换。为了计量上的方便，国际上制订统一的单位，即焦耳（Joule，J），或卡（calorie）。1kcal 指将 1 000g 纯水的温度上升 1℃所需要的能量。而 1 焦耳则是指用 1 牛顿（N）力把 1kg 物体在力的方向上移动 1m 所需要的能量。1 000J 等于 1 千焦耳（kilo joule，kJ）；1 000kJ 等于 1 兆焦耳（mega joule，MJ）。两种能量单位的换算如下：

1kcal＝4.184kJ　1kJ＝0.239kcal

1 000kcal＝4.184MJ　1MJ＝239kcal

生热营养素产生能量：

1g 碳水化合物产生能量为：16.7kJ（4.0kcal）

1g 脂肪产生能量为：36.7kJ（9.0kcal）

1g 蛋白质产生能量为：16.7kJ（4.0kcal）

1g 乙醇产生能量为：29.3kJ（7.0kcal）

三、能量来源

人体在生命活动过程中，都需要能量，如物质代谢的合成和分解反应、心脏跳动、肌肉收缩、腺体分泌等，而这些能量来源于食物。已知生物的能量来源于太阳的辐射能，其中，植物借助叶绿素的功能吸收利用太阳辐射能，通过光合作用将二氧化碳和水合成碳水化合物；植物还可以吸收利用太阳辐射能合成脂类、蛋白质。而动物在食用植物时，实际上是从植物中间接吸收利用太阳辐射能，人类则是通过摄取动、植物性食物获得所需的能量。动、植物性食物中所含的营养素可分为五大类：碳水化合物、脂类、蛋白质、矿物质和维生素，如果加上水，则为六大类。其中，碳水化合物、脂类和蛋白质经体内代谢可释放能量。三者统称为"产能营养素"或能源物质。

(一)碳水化合物

碳水化合物是机体的重要能量来源。我国人民所摄取食物中的营养素，以碳水化合物所占的比重最大。一般说来，机体所需能量的50%以上是由食物中的碳水化合物提供的。食物中的碳水化合物经消化产生的葡萄糖被吸收后，有一部分以糖原的形式储存在肝脏和肌肉中。肌糖原是骨骼肌中随时可动用的储备能源，用来满足骨骼肌在工作的情况下的需要。肝糖原也是一种储备能源，储存量不大，主要用于维持血糖水平的相对稳定。

脑组织消耗的能量相对较多，在通常情况下，脑组织消耗的能量均来自碳水化合物的有氧条件下氧化，因而脑组织对缺氧非常敏感。另外，脑组织细胞储存的糖原又极少；代谢消耗的碳水化合物主要来自血糖，所以脑功能对血糖水平有很大的依赖性。

(二)脂类

机体内的脂类分为组织脂质和储存脂质两部分。组织脂质主要包括胆固醇、磷脂等，是组织、细胞的组成成分，在人体饥饿时也不减少，但不能成为能源。储存脂质主要是脂肪，也称甘油三酯或中性脂肪。在全部储存脂质中，脂肪约占98%。其中一部分是来自食物的外源性脂肪；另一部分是来自体内碳水化合物和氨基酸转化成的内源性脂肪。脂肪含能量最高是体内各种能源物质的主要贮存形式。

在正常情况下，人体所消耗的能源物质中有40%～50%来自体内的脂肪，其中包括从食物中摄取的碳水化合物所转化成的脂肪；在短期饥饿情况下，则主要由体内的脂肪供给能量。脂肪酸可直接供给很多组织利用，也可在肝脏转化成丙酮酸再供给其他组织利用。不但骨骼肌、心肌等可利用脂肪酸和酮体，在饥饿时，脑组织也可利用酮体。所以，脂肪也是重要的能源物质，但它不能在机体缺氧条件下供给能量。

(三)蛋白质

蛋白质是由氨基酸构成的，在机体蛋白质代谢中，也主要是利用氨基酸进行合成和分解代谢。体内氨基酸有两个来源，一是来自食物蛋白质消化所产生的氨基酸，由小肠吸收入血；二是在机体新陈代谢过程中，组织、细胞蛋白质分解所产生的氨基酸，这两部分氨基酸主要用于合成细胞成分以实现自我更新，也用于合成酶、激素等生物活性物质。氨基酸也可以作为能源物质，但这是用较高的代价而取得的。

氨基酸在体内经过脱氨基作用或氨基转换作用，分解为非氮成分和氨基。其中非氮成分(a—酮酸)可以氧化供能，氨基则经过处理后主要由肾脏排出体外。人体在一般情况下主要利用碳水化合物和脂肪氧化供能。但在某些特殊情况下，机体所需能源物质供能不足，如长期不能进食或消耗量过大时，体内的糖原和储存脂肪已大量消耗之后，将依靠组织蛋白质分解产生氨基酸来获得能量，以维持必要的生理功能。

进食是周期性的，而能量消耗则是连续不断的，因而储备的能源物质不断被利用，又不断补充。当机体处于饥饿状态时，碳水化合物的储备迅速减少，而脂肪和蛋白质则作为长期能量消耗时的能源。

四、能量消耗

能量从一种形式转化为另一种形式的过程中，其能量既不增加也不减少。这是所有形式的能量互相转化的一般规律，即能量守恒定律，机体的能量代谢也遵循这一普遍规律。即在整个能量转化过程中，机体所利用的蕴藏于食物中的化学能与最终转化成的能量和所做的外功，按能量折算是完全相等的。也就是说，机体的能量需要与消耗是一致的。在理想的平衡状态下，个体的能量需要量等于其消耗量。成年人的能量消耗主要用于维持基础代谢、体力活动和食物生热效应；孕妇还包括子宫、乳房、胎盘、胎儿的生长及体脂储备；乳母则需要合成乳汁；儿童、青少年则应包括生长发育的能量需要；创伤病人康复期间等也需要能量。

(一)基础代谢

1. 基础代谢与基础代谢率

基础代谢(basal metabolism，BM)是指人体维持生命的所有器官所需要的最低能量需要。测定方法是在清晨而又极端安静状态下，不受精神紧张、肌肉活动、食物和环境温度等因素影响时的能量代谢。而单位时间内的基础代谢，称为基础代谢率(basal metabolic rate，BMR)。一般是以每小时所需要的能量为指标。

基础代谢的测量一般都在清晨未进餐以前进行，距离前一天晚餐12～14小时，而且测量前的最后一次进餐不要吃得太饱，膳食中的脂肪量也不要太多，这样可以排除食物热效应作用的影响。测量前不应做费力的劳动或运动，而且必须静卧半小时以上，测量时采取平卧姿势，并使全身肌肉尽量松弛，以排除肌肉活动的影响。测量时的室温应保持在20～25℃之间，以排除环境温度的影响。

2. 基础代谢的测量

(1)气体代谢法：能量代谢始终伴随着氧的消耗和二氧化碳的产生。故可根据氧的消耗量推算能量消耗量。

(2)用体表面积计算：基础代谢一般以每小时、每平方米体表面积的产热量为单位。传统以 $kcal/(m^2 \cdot h)$ 表示，现按国际制单位则以 $kJ/(m^2 \cdot h)$ 表示。基础代谢消耗的能量常根据体表面积或体重和基础代谢率计算。

$$基础代谢＝体表面积(m^2)×基础代谢率[kJ/(m^2 \cdot h)或 kcal/(m^2 \cdot h)]$$

人体的体表面积，可根据身高和体重来推算。Stevenson根据在中国人体的测量结果提出体表面积计算公式为：

$$S(m^2)＝0.0061 身高(cm)＋0.0128 体重(kg)－0.1529$$

20世纪80年代赵松山等测量了56名18～45岁成年人的体表面积，提出中国人的体表面积计算公式：

$$S(m^2) = 0.00659 \text{ 身高}(cm) + 0.0126 \text{ 体重}(kg) - 0.1603$$

表 7-1　中国人正常基础代谢平均值

年龄(岁)	11~15	16~17	18~19	20~30	31~40	41~50	>51
男	195.5	193.4	166.2	157.8	158.7	154.1	149.1
	(46.7)	(46.2)	(39.7)	(37.9)	(37.7)	(36.8)	(35.6)
女	172.5	181.7	154.1	146.5	146.4	142.4	138.6
	(41.2)	(43.4)	(36.8)	(35.1)	(35.0)	(34.0)	(33.1)

注:(　)内数值为 kcal/(m²·h)。

3. 影响基础代谢的因素

(1)体表面积:基础代谢率的高低与体重并不成比例关系,而与体表面积基本上成正比。因此,用每平方米体表面积为标准来衡量能量代谢率是比较合适的。

(2)年龄:在人的一生中,婴幼儿阶段是整个代谢最活跃的阶段,其中包括基础代谢率,以后到青春期又出现一个较高代谢的阶段。成年以后,随着年龄的增加代谢缓慢地降低,其中也有一定的个体差异。

(3)性别:实际测定表明,在同一年龄、同一体表面积的情况下,女性基础代谢率低于男性。

(4)激素:激素对细胞的代谢及调节都有较大影响。如甲状腺功能亢进可使基础代谢率明显升高;相反,患黏液水肿时,基础代谢率低于正常。去甲肾上腺素可使基础代谢率下降 25%。

(5)季节与劳动强度:基础代谢率在不同季节和不同劳动强度人群中存在一定差别,说明气候和劳动强度对基础代谢率有一定影响。例如:寒季基础代谢高于暑季;劳动强度高者高于劳动强度低者。

4. 静息代谢

静息代谢是一种与基础代谢很接近的代谢状态,是在测定中仅省略摄入食物的这个条件,测定过程要求全身处于休息的状态,不用早上睡醒测量,但不是空腹而是在进食 3~4 小时后测量。此时机体仍在进行着若干正常的消化活动,这种状态比较接近于人们正常生活中处于休息的状态,在这种条件下测出的代谢率,称为静息代谢率(resting metabolism rate, RMR)。RMR 与 BMR 相差约 10%,故在实际工作中可以采用。RMR 一般占总能量消耗的大部分(60%~75%)。

(二)体力活动

除了基础代谢外,体力活动是人体能量消耗的主要因素。因为生理情况相近的人,基础代谢消耗的能量是相近的,而体力活动情况却相差很大。机体任何轻微活动都可提高代谢率,人在运动或劳动时耗氧量显著增加。这是因为运动或劳动等体力活动时肌肉需要消耗能量,而能量则来自营养物质的氧化,这就必然导致机体耗氧量增加。机体耗氧量的增加与肌肉活动的强度呈正比关系。耗氧量最多可达到安静时的 10~20倍。通常各种体力活动所消耗的能量约占人体总能量消耗的 15%~30%。

人们每天的工作和生活包括多种活动，这些活动都需要肌肉做功来完成。

极轻的体力活动：以坐姿或站立为主的活动，如开会、开车、打字、缝纫、烹调、打牌、听音乐、油漆、绘画及实验室工作等。

轻体力活动：指在水平面上走动，打扫卫生、看护小孩、打高尔夫球、饭店服务等。

中等体力活动：这类活动包括行走、除草、负重行走、打网球、跳舞、滑雪、骑自行车等。

重体力活动：负重爬山、伐木、手工挖掘、打篮球、登山、踢足球等。

极重体力活动：运动员高强度的职业训练或世界级比赛等。

影响体力活动能量消耗的因素：①肌肉越发达者，活动能量消耗越多；②体重越重者，能量消耗越多；③劳动强度越大、持续时间越长，能量消耗越多；④与工作的熟练程度有关。其中劳动强度和持续时间是主要影响因素，而劳动强度主要涉及劳动时牵动的肌肉多少和负荷的大小。

(三)食物热效应

食物热效应(thermic effect of food，TEF)：是指由于进食而引起能量消耗增加的现象，过去称为食物的特殊动力作用(specific dynamic action，SDA)。例如：进食碳水化合物可使能量消耗增加 5%～6%，进食脂肪增加 4%～5%，进食蛋白质增加 30%～40%。一般混合膳食约增加基础代谢的 10%。

食物热效应只能增加体热的外散，而不能增加可利用的能；换言之，食物热效应对于人体是一种损耗而不是一种收益。当只够维持基础代谢的食物摄入后，消耗的能量多于摄入的能量，外散的热多于食物摄入的热，而此项额外的能量却不是无中生有的，而是来源于体内的营养储备。因此，为了保存体内的营养储备，进食时必须考虑食物热效应额外消耗的能量，使摄入的能量与消耗的能量保持平衡。

(四)生长发育及影响能量消耗的其他因素

处在生长发育过程中的儿童，其一天的能量消耗还应包括生长发育所需要的能量。怀孕的妇女，由于子宫内胎儿的发育，孕妇间接地承担并提供其迅速发育所需的能量，加上自身器官及生殖系统的进一步发育需要特殊的能量，尤其在怀孕后半期。

除上述影响基础代谢的几种因素对机体能量消耗有影响之外，还受情绪和精神状态影响。脑的重量只占体重的 2%，但脑组织的代谢水平是很高的。例如，精神紧张地工作，可使大脑的活动加剧，能量代谢约增加 3%～4%；当然，与体力劳动比较，脑力劳动的消耗仍然相对较少。

表 7-2　中国居民能量推荐摄入量

年龄(岁)	男(千焦)	女(千焦)	男(千卡)	女(千卡)
0.5～	4 600	4 400	1 100	1 050
2～	5 020	4 810	1 200	1 150
3～	5 640	5 430	1 350	1 300
4～	6 060	5 830	1 450	1 400

年龄(岁)	男(千焦)	女(千焦)	男(千卡)	女(千卡)
5～	6 070	6 270	1 600	1 500
6～	7 100	6 670	1 700	1 600
7～	7 530	7 100	1 800	1 700
8～	7 940	7 530	1 900	1 800
9～	8 360	7 940	2 000	1 900
10～	8 800	8 360	2 100	2 000
11～	10 040	9 200	2 400	2 200
14～	12 000	9 620	2 900	2 400
18～				
轻劳动	10 030	8 800	2 400	2100
中劳动	11 290	9 620	2 700	2 300
重劳动	13 380	11 300	3 200	2 700
孕妇		＋840		＋200
乳母		＋2 000		＋500
50～				
轻劳动	9 620	8 000	2 300	1 900
中劳动	10 870	8 360	2 600	2 000
重劳动	13 000	9 200	3 100	2 200
60～				
轻劳动	7 940	7 530	1 900	1 800
中劳动	9 200	8 360	2 200	2 000
70～				
轻劳动	7 940	7 100	1 900	1 700
中劳动	9 200	8 000	2 100	1 900
80～	7 740	7 100	1 900	1 700

五、如何判断能量是否平衡

判断能量是否平衡最简单的方法是量身高、称体重，然后按下式计算体质指数(也叫体重指数)。

$$体质指数(BMI)＝体重(kg)/身高(m)^2$$

成年人体质指数(BMI)在 18.5～24.9 为正常，＞25 为超重，＞30 为肥胖，＜18.5 为消瘦。

1. **人体的标准体重(kg)：适合中国成年人的三种计算方法**

(1)计算方法 1　标准体重(kg)＝身高(cm)－105

(2)计算方法 2　标准体重(kg)＝[身高(cm)－100]×0.9

(3)计算方法 3　标准体重(kg)＝身高(m)×身高(m)×22.2(男性)

$$标准体重(kg)=身高(m)×身高(m)×21.9(女性)$$

2. 由于使用不同的计算方法，同一个人的标准体重可能会不同，但是不会差别很大

(1)1～6个月婴儿：标准体重(kg)=出生体重(kg)+月龄×0.6

(2)7～12个月婴儿：标准体重(kg)=出生体重(kg)+月龄×0.5

(3)1～12岁儿童：标准体重(kg)=年龄×2+8

(4)小、中学生的标准体重可使用下面的计算方法：

$$标准体重(kg)=身高(m)×13.2$$

3. 按不同的劳动强度计算每日每千克体重所需能量

$$所需总能量=标准体重(kg)×每日每千克体重所需能量$$

例：某中等体力劳动的男子，25岁，身高170cm，试计算其每日所需能量。

解：(1)求标准体重：170-105=65kg；

(2)求每日每千克体重所需能量：因中等体力劳动每日需能量40～45kcal/kg，

每日所需总能量：65×(40～45)=2600～2925kcal。

4. 每日营养素需要量的计算

例：一位女性教师30岁(轻体力劳动)，身高160cm，试求其每日需要蛋白质、脂肪、碳水化合物的数量。

解：(1)求标准体重：160-105=55kg；

(2)每日所需总能量：55×(146.44～167.36)=8054.2～9204.8kJ；

(3)求所需蛋白质、脂肪、碳水化合物分别产生的能量：

蛋白质产生的能量为：8054.2×15%=1208.13kJ，

脂肪产生的能量为：8054.2×25%=3013.55kJ，

碳水化合物产生的能量为：8054.2×60%=4832.52kJ。

(4)计算每日需要蛋白质、脂肪、碳水化合物的数量：

蛋白质需要量为：1208.13÷16.73≈72.2g，

脂肪需要量为：3013.55÷37.65≈53.48g，

碳水化合物需要量为：4832.52÷16.73≈288.85g。

第四节　食物与人体健康

人们在生命活动过程中需要不断从外界环境中摄取食物，从中获得生命活动所需的物质，这些营养物质在营养学上叫做"营养素"。

人体所需的营养素或营养物质有糖类(又称碳水化合物)、脂类、蛋白质、矿物质、维生素、膳食纤维和水七大类、40余种。这些营养素必需从食物中获得，称为"必需营养素"。它们包括9种氨基酸：异亮氨酸、亮氨酸、赖氨酸、甲硫氨酸(又称蛋氨酸)、苯丙氨酸、苏氨酸、色氨酸、缬氨酸、组氨酸；2种脂肪酸：亚油酸、α-亚麻酸；1种糖类；7种常量元素：钾、钠、钙、镁、硫、磷、氯，8种微量元素：碘、铁、锌、硒、铜、钼、铬、钴；14种维生素：维生素C、维生素A、维生素D、维生素E、维生素K、维生素B_1、维生素B_2、维生素B_6、烟酸、泛酸、叶酸、维生素B_{12}、生物素、胆碱，加上水，共42种。其中糖类、脂类和蛋白质因为需要量多，在膳食中所占的比

重大，称为"宏量营养素"；矿物质和维生素因需要量相对较少，在膳食中所占比重也较小，称为"微量营养素"；矿物质中有七种在人体内含量较多，叫做常量元素，有八种在人体内含量较少，称微量元素。

这些营养素在体内共有三方面作用：一是供给生活、劳动所需的能量；二是提供人体的"建筑材料"，用以构成和修补身体组织；三是提供调节物质，用以调节机体的生理功能。由营养素这三方面的作用可见，营养素的确是健康之本、是健康的物质基础。

这里首先解释一个名词——"膳食营养素参考摄入量"。"膳食营养素参考摄入量"（DRI）是近年来营养学中所用的一个专用名词，包括"平均需要量"（EAR）、"推荐摄入量"（RNI）、"适宜摄入量"（AI）、"可耐受最高摄入量"（UL）。对一般居民来说，只了解其中后三个摄入量就可以了。"推荐摄入量"和"适宜摄入量"实际上是一个意思，即平均每人每日从膳食中摄入的营养素以多少为宜，只不过前者研究资料充足一些、依据多一些，后者实验研究资料少一些、依据少一些。而"可耐受最高摄入量"是为了防止营养素过量而制定的，意思是每人每日摄入的营养素在"可耐受最高摄入量"范围内对人体来说是安全的，但不是要达到这个量。

一、营养学的观念

营养是与每个人切身有关的事，营养能决定你的思想、行为及感受。你是忧郁或愉快、漂亮或丑陋、心理和身体上的年轻与衰老等都与营养有关系；你的思路清晰或混乱、工作得意或苦恼；充满活力或是无精打采，也都与每天的营养有关。每天所吃的食物，可决定你一天工作完后，是轻松愉快，或是精疲力竭。总之，营养可决定你生命的意义、个人成就的大小。

营养学是研究吃下的食物对人体所产生功能的学问。它常被人们误认为是研究该吃什么食物的食疗学。营养学是与每个人都有关系、又有趣味的学问，然而却常被人所忽略。是何原因？原因很多，例如：它是一门新兴的科目，常受到轻视。被人们踢来踢去的自身难保。

对食物没主见及好奇的人，就把营养学残忍地一脚踢开，这些人毫无科学训练，观念偏激，而且易受广告的欺骗，他们不但否定了专家的建议，而且也常影响想了解营养的人。

这类对食物没有主见的人，往往是过分热诚与天真的人，一些人，他们说无论是上帝或者是营养，都是美丽的谎言而不足相信。他们把美味列为饮食的第一条件，对健康有无益处，则不加考虑。可是一位不健康的人，再美味的食物也是吃不下的。我对营养学研究得越久，就越相信身体健康的人，吃什么食物都会觉得美味可口。

我们对食物应有正确的观念。不喜欢的食物就不吃，这是不对的。进一步说，凡是于健康有益的食物，不论好恶都应该吃，这才是正确的观念。我们要学习吃那些味道虽不好，但对个人健康极有益的食物，只要我们由少许而渐渐多吃就会养成习惯及爱好了，例如：咖啡和酒，任何人第一次喝时，都会觉得苦涩难咽，但习惯以后，则非尽兴不可。

假定你缺乏了某种营养，也认为吃些好的食物会有用。有人建议你吃些不喜欢的食物，但因为很难吃，于是你又改吃你喜欢的食物，终因营养缺乏，致使生命受到威胁，这是谁之过呢？我认为如果那个人给你吃可口而又营养的食物，就不会有这种事情发生了。因此我认为选择食物的标准：一是有益健康，二是可口美味。

二、人类对营养的误解

营养的知识，未被多数人所接受的另一原因，是我们的食物消息与知识，常来自商业广告。食品商想让我们买他们的产品，就大力做广告。这类高度精制的食品，比天然食物包装漂亮，运输与储存也都方便，消毒杀菌完全而不易变坏，但事实上里面所剩的营养已经很少了，吃下去对健康的益处不大，可是广告上却说营养丰富。

另一项使大家不太相信营养的原因，是它不能"立竿见影"。

再进一步来说，大家不重视营养的价值，是因为大多数人都易受欺骗。在目前的一般观念，人们都相信头痛要用阿司匹林来治疗，因此人们也相信某些溃疡或其他的毛病，也可以藉某种维他命丸或药物治好，以致很多人以为只要吃复合维他命丸，就能祛除百病维护身体健康了。这种万灵丹也可能制成，但它的体积起码也要像棒球那么大才行。

另一项大家不相信营养的原因，是有关此类消息大量的增加，例如：有人向我说他吃了高蛋白的食物，当我检查了这类食物，发现只有国家研究营养机构所定标准的三分之一，因此像这种自以为营养充足的人，常会是营养缺乏的人，同样的错误消息，一知半解的知识广泛传播后，就会造成人们对营养不求甚解了。

三、营养与心理问题

一般人不重视营养最主要的原因，是吃东西与情绪或身份方面发生了关系。多数人把吃东西与快乐、痛苦、奖赏、处罚等连在一起。

例如：一个幼年贫困的人，他长大后可能也有机会吃比较营养的食物，但是他不愿意吃，例如带麸皮的黑面包比白的营养好，可是他看有钱有地位的人，都吃白面包及白糖，他为了身份问题，也跟那些人学，而且还把白色与清洁连在一起，像护士的白衣服、开刀房等。

也有的人一看到橘子汁，就想到海狸难闻的气味。一位精神病专家告诉我说，他的病人讨厌牛奶的原因，是恨他母亲强迫他喝牛奶。对于食物的好恶，很多人常有心理与情绪上的原因。例如：他父亲常告诫他们要把盘中食物吃干净，他不想吃肥肉，也硬要他吃下去，因此到现在他还讨厌肥肉。

有的人不喜欢吃动物的内脏，因此也不喜欢吃动物脑子，他把脑子也看成内脏。在理论上说，我们对有营养的食物，都不该讨厌，而且要把理论付诸实践，例如：有的人在一家餐馆里吃了一盘蜗牛，吃后好几小时都感到很难受，后来查明并不是蜗牛的原因，但以后他见到蜗牛就讨厌。我们对某种食物都有好恶的反应，而且多不愿改变，就是我们尽力想改，也多属不可能，类似这种情况都是心理因素作祟。

还有一种忽视营养的原因，就是我们认为医生能保障我们的健康，例如医生没有提到某些营养，自己不注意这些营养是很自然的事。我们要知道，医生所学的主要是医学，自从他们从医学院开始，至实习为止，他们基本上所研究的是疾病而非健康，虽然很多医生对营养学的贡献很大，但医生主要的工作是利用医术把病人的病治好，使害重病的人保持活命。可是营养学则是使人保持健康，并防止生病。

现在一般的医学院，虽然也有营养学的课程，但是只能学到一点皮毛，根本无法学得很深入，他们学营养学，是为了治某些所谓营养不良引起的疾病，但是这种病却很少是单独发生的。因此医生们低估了营养，所能告诉病人的营养知识，不是简陋的就是不正确的，而且他们以为药物可以代替食物的营养。

四、医生对营养的认识

医生们常因超量的工作，而使身心极度疲倦，他们还要继续对新发现的病菌、新荷尔蒙、新手术、新病理等加以学习研究。他们多数为好医生，但他们常会有同样的怨言，就是"为什么我们的教授，没有告诉我们食物营养这样重要呢？"对他们来说，就是有时间，也不可能再去研究营养了，就好像让我们再学脑部手术一样，是不可能的了。

营养学不受重视的最后一项原因，是科学家与医生之间发生了巨大的隔阂，就是再过二三十年也不能消除。科学家在实验室内，以各种营养给动物做试验，看它们发生什么不良症，或者以怎样的食物来保障动物健康。这些试验报告，每月以最昂贵的印刷与纸张大量公开发行，但是终日忙碌的医生们，得到后也没有精力与时间去看了。假如看了对于他们每天诊疗的病人的病情，是绝对有帮助的。

由动物试验所得的结果，用来转推到人身上这种方法也常常是正确的。不论一个人的健康如何的好，能对营养有深刻的认识，仍旧有极大的益处。一个能对营养学认识透彻的人，就能使自己的身体、心理、相貌得到最佳保证，也能使自己的生命发挥到活动的顶峰。

第五节　食品安全

1995 年 10 月 30 日八届人大常委会第十六次会议通过了《中华人民共和国食品卫生法》，规定了国家实行食品卫生监督制度，国务院卫生行政部门主管全国卫生监督管理工作。

我国的食品标准，由全国食品工业标准化技术委员会制定，截至 1995 年 3 月发布的食品国家标准共 963 项，食品行业标准 1 000 项。

食品中的有毒、有害物质对人体的危害包括：生物性危害、化学性危害、物理性危害。广义的食品安全问题是指食品对人类健康、动物、植物卫生及其国家经济安全构成的危害或威胁。微生物的危害是食品安全的最大危害，化学危害是造成食源性疾病的重要因素。食品安全有两个方面，一是食品本身的营养价值和质量问题；另一方面，是食品在生产、加工、运输、储存、销售过程中人为改变其天然、纯洁性而产生的安全问题。江西省卫生厅 2001 年 11 月 8 日，公布了所查处的十大制售假劣食品案件：

①掺杂矿物油的毒瓜子案；

②掺入吊白块的假劣豆制品案；

③腌制河豚引发食物中毒案；

④违法生产劣质酱油案；

⑤出售用病、死猪肉加工的肉馅案；

⑥掺入工业石蜡、焦亚硫酸钠、果绿色素的粉条案；

⑦含有甲醛的水产品案；

⑧用罂粟壳加工的卤肉制品案；

⑨用"敌敌畏"喷洒过的熏制干鱼案；

⑩含荧光物质的"荧光莲子"案。

一、国内外食品安全现状

1. 环境污染与食物链的生物富集作用

2."疯牛病"的教训

3. 进入食物的动物激素(牛肉中的雌激素——己烯雌酚，DES)

4. 农药的污染与危害

(1)蔬菜喷施农药后的安全间隔采收期

(2)污染较少的蔬菜种类

(3)蔬菜生产中应用化控技术造成的污染

5. 重金属污染物

(1)铅污染

工业三废、使用含铅汽油的汽车尾气，农药，用铅作为稳定剂的塑料制品，搪瓷、陶瓷餐具的釉彩，加工皮蛋(松花蛋)时添加的黄丹粉等都会带来铅污染。铅化合物还被广泛用作食物添加剂，含铅的化妆品有美容增白效果。铅对人类神经和生殖系统有强烈的毒性，慢性铅中毒还危害男性生殖系统，女性则会发生不孕、死胎或诞生低能儿。

(2)砷和其他重金属污染

对人体危害较大的金属有毒物质除铅外，还有汞、镉、砷。砷中毒被称为人类第四大公害病。砷及砷的化合物除了在农业上作为除草剂、杀菌剂、杀虫剂外，在化学工业上也广为应用。重金属毒物对食品的污染直接危害人体健康。进入人体的汞主要来自被污染的食品，而被污染的水产品如鱼虾贝类，更是食品中汞的主要来源。

6. 动物性食物中抗生素的残留

2002 年 2 月，欧盟暂停从我国进口蜂蜜、部分水产品和畜产品，据称原因是从我国出口的蜂蜜、对虾中检测出了氯霉素。

(1)饲料中广泛使用抗生素的后果

(2)奶及奶制品中抗生素的残留

(3)农牧业中应用人类尚未使用的抗生素危及食品安全

7."瘦肉精"中毒

盐酸克伦特罗又名克喘素、氨喘素、盐酸双氯醇氨或双氯喘通，是一种医用平喘药，用于治疗人和家畜的支气管哮喘，也是家畜的保胎药。由于其熔点高，常规烹调不能降解，故食用含克伦特罗残留量高的肉制品和脏器(特别是肝脏)后即可中毒。因此，世界卫生组织规定，畜产品中克伦特罗的最大残留量不得超过 $0.5\mu g/kg$。"瘦肉精"中毒潜伏期短（约 10 分钟至 6 小时），临床症状持续时间长（约 90 分钟至 6 天），这与克伦特罗在体内吸收快和半衰期长有关。中毒症状主要表现为肌肉震颤（尤其是四肢及面颈部肌肉），低钾、高血糖、低磷酸盐、低镁、脂肪等代谢异常，血中游离脂肪酸增加，头痛、眩晕、恶心、呕吐等。由于内脏中"瘦肉精"的残留量较高，消费者应从正规渠道购买猪肉，不要买颜色太鲜红的肉。还应尽量少吃动物内脏。

二、食源性中毒

(一)食源性致瘫剂——"TOCP"

TOCP 学名为"磷酸三邻甲苯酯"，是一种无色无味的化学油状流体，主要用于塑料、橡胶、树脂、合成纤维、涂料工业，常被混入食品加工机械用的润滑油中，从而污染被加工的面粉和谷物。属有机磷酸酯类化合物，是高残留有毒农药的同类物质，其中毒症状主要表现为行动迟缓或瘫痪，因此 TOCP 又被称为致瘫剂。

(二)食物中的甲醛污染

甲醛是一种无色、有刺激气味、有毒的气体，易溶于水，$35\%\sim40\%$ 的甲醛水俗称"福尔马林"。甲醛在医学上可用于人的尸体和动植物标本的防腐固定。它有强烈的刺激性。

吊白块为工业漂白剂，化学名称为甲醛次硫酸氢钠，遇热分解为甲醛和二氧化硫，两者都对人体有害。如因进食含有甲醛食品而引起不适，应立即饮用 300ml 清水或牛奶，并到附近医院治疗。甲醛中毒目前尚无特效解毒药，误食后应尽快洗胃，然后灌入 $30\sim60g$ 活性炭及 3% 的碳酸铵或 15% 醋酸铵 100ml，使甲醛变为毒性较小的六次甲基四胺。

(三)水果中的环孢菌

环孢菌病这种"新"食源性疾病的传染源是遭粪源污染的食物（特别是草莓）或水。因此在吃草莓时一定要精心洗刷。该菌使人罹患怪病，病人水泻、食欲不振、浮肿、肠痉挛、恶心、呕吐、肌肉酸痛、低热以及由于消化吸收不良引起严重的体重下降。

(四)微球结构型病毒

SRSV，即微球结构型病毒。由于 1969 年微球结构型病毒在美国诺沃克市首次引起大规模传染病，因此又叫诺沃克病毒。症状是呕吐、腹泻。SRSV 的传播和细菌及寄生虫一样，存在于受污染的食物及水中，或经由粪便和口腔传播。

(五)其他环境有机污染物的危害

被证实的环境内分泌干扰物的化学物质达数百种之多，可来自天然和人工合成的化学品，包括烷基酚类、二噁英及来自食品包装材料的邻苯甲酸酯类等。此外，还有涂料、染料、洗涤剂、塑料制品原料及食品添加剂等。发达国家在环境内分泌干扰物方面投入巨资进行研究，国际上还成立了环境激素专家委员会。2001 年 5 月各国政府还签署了禁止和严格限制使用持久性有机污染物的国际公约。

(六)一些不能混吃的食物

人们吃饭的时候不可能只吃一种食物，总是得有各种各样的肉蛋蔬菜来丰富我们的餐桌，但是当我们吃下看似丰富的食物的时候，由于某些食物搭配不当，反而会引起身体的不适，严重的还会导致食物中毒。

1. 海鲜与啤酒易诱发痛风

海鲜里含有嘌呤和苷酸两种成分，而啤酒中则富含分解这两种成分的重要催化剂——维生素 B_1。如混吃则会使有害物质在体内结合，增加血液中的尿酸含量，从而形成难排的尿路结石。如自身代谢有问题，则会导致血尿酸水平急剧升高，诱发痛风，出现痛风性肾病和痛风性关节炎等。

2. 菠菜与豆腐易患结石

豆腐里含有氯化镁和硫酸钙，而菠菜则含有草酸，两种食物碰在一起会产生草酸镁和草酸钙。其不但影响人体对钙的吸收，还易患结石症。

3. 萝卜与橘子易诱发甲状腺肿大

萝卜会产生一种抗甲状腺的物质硫氰酸，如同时食用大量的橘子、苹果、葡萄等水果，水分中的类黄酮物质在肠道经细菌分解以后就会转化为抑制甲状腺作用的硫氰酸，进而诱发甲状腺肿大。

4. 鸡蛋与豆浆会降低蛋白质的吸收

生豆浆含有胰蛋白酶抑制物，它能抑制人体蛋白酶的活性，影响蛋白酶在人体内的消化和吸收，鸡蛋的蛋清里含有黏性蛋白，可以和豆浆中的胰蛋白酶结合，使蛋白质的分解受到阻碍，从而降低人体对蛋白质的吸收率。

5. 牛奶与巧克力易诱发腹泻

牛奶含有丰富的蛋白质和钙，巧克力含有草酸，两者结合易形成不溶于水的草酸钙，其不但不易吸收，还易发生腹泻、头发干枯等症状，影响生长和发育。

6. 水果和海鲜不容易消化

7. 火腿与乳酸饮料容易致癌

三明治中的火腿、培根等和乳酸饮料（含有机酸）一起食用，容易致癌。因为香肠、火腿、培根、腊肉等加工肉类食品在制作时往往会添加硝酸盐来防止食物腐败及肉毒杆菌生长，硝酸盐与有机酸碰上会转化为致癌物质——亚硝胺。专家建议：不要经常食用这类加工肉制品，更不要和含有机酸的食物一起吃，以免增加致癌风险。

一些不能混吃的食物

白酒＋柿子，引起中毒	猪肉＋菱角，引起肚子痛
牛肉＋栗子，引起呕吐	洋葱＋蜂蜜，伤眼睛
羊肉＋西瓜，伤元气	萝卜＋木耳，会得皮炎
香蕉＋芋头，会腹胀	花生＋黄瓜，会伤身
甲鱼＋苋菜，会中毒	萝卜＋水果，会致甲状腺肿大
对虾＋维生素 C，可致砷中毒	鲤鱼＋甘草，会引起中毒

上述不宜同时吃的食物，可分开进食，两者相隔时间最好在 4 小时以上。

(七)世界卫生组织(WHO)公布的全球十大垃圾食物

1. 油炸类食品

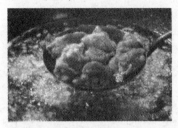

(1)导致心脑血管疾病的元凶(油炸淀粉)

(2)含致癌物质

(3)破坏维生素,使蛋白质变性

2. 腌制类食品

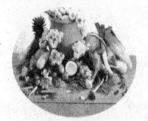

(1)导致高血压、肾负担过重,导致鼻咽癌

(2)影响黏膜系统(对肠胃有害)

(3)易得溃疡和发炎

3. 加工类肉食品(肉干、肉松、香肠等)

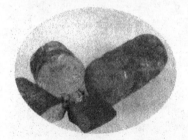

(1)含三大致癌物质之一,亚硝酸盐(防腐和显色作用)

(2)含大量的防腐剂(加重肝脏负担)

4. 饼干类食品(不含低温烘烤全麦饼干)

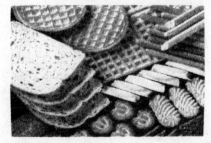

(1)食用香精和色素过多(对肝功能造成负担)

(2)严重破坏维生素

（3）热量过多，营养成分低

5. 汽水可乐类食品

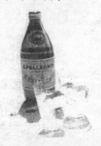

（1）含磷酸、碳酸，会带走体内大量的钙

（2）含糖量过高，喝后有饱腹感，影响正餐

6. 方便类食品（主要指方便面和膨化食品）

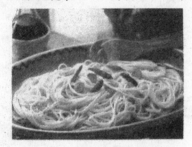

（1）盐分过高，含防腐剂、香精（伤肝）

（2）只有热量，没有营养

7. 罐头类食品（包括鱼肉类和水果类）

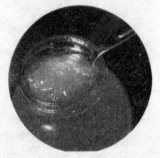

（1）破坏维生素，使蛋白质变性

（2）热量过多，营养成分低

8. 话梅蜜饯类食品（果脯）

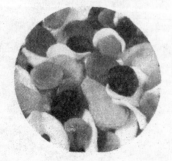

(1)含三大致癌物质之一，亚硝酸盐(防腐和显色作用)

(2)盐分过高，含防腐剂、香精(伤肝)

9. 冷冻甜品类食品(冰淇淋、冰棒等各种雪糕)

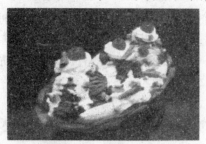

(1)含奶油极易引起肥胖

(2)含糖量过高影响正餐

10. 烧烤类食品

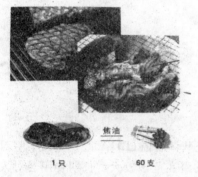

焦油

1只　　60支

(1)含大量的"三苯四丙吡"(三大致癌物质之首)

(2)1只烤鸡腿＝60支香烟毒性

(3)导致蛋白质炭化变性(加重肾脏、肝脏负担)

三、食品添加剂的安全性

20世纪80年代，我国允许使用的食品添加剂只有几十种，80年代末达到600多种，目前已发展到21大类，1500多种。食品添加剂是从动植物中提取的天然物质或化学合成的。一般来说，合成添加剂易存在不安全因素。随着食品毒理学的发展，一些曾被认为无害的食品添加剂，已被发现存在慢性毒性或致癌、致畸作用。我国对食品添加剂的卫生和质量也进行了严格管理。其原则是不滥用，不超量，必须符合质量标准；提倡采用天然制品，特别是在婴幼儿食品中不允许加入人工合成甜味剂、色素、香精等。

(一)食品防腐剂及其安全性

食品防腐剂可防止食品腐败，延长食品货架期。食品防腐剂有杀菌剂和抑菌剂之分。

1. 化学防腐剂

在食品中使用的化学防腐剂主要有有机防腐剂和无机防腐剂两大类。

有机类防腐剂包括：苯甲酸、苯甲酸钠、山梨酸、山梨酸钾、对羟基苯甲酸酯类、脱氢醋酸、葡萄糖酸-6-内酯及各种有机酸如醋酸、柠檬酸和乳酸等。

无机类防腐剂包括：亚硫酸、亚硫酸钠、二氧化硫、硝酸盐、亚硝酸盐、次氯酸盐和磷酸盐等。

《食品卫生法》中规定使用的食品防腐剂都是低毒、安全性较高的。添加防腐剂的食品不一定不安全，而不含防腐剂的食品也不一定安全。因为食品安全性需从有害化学物质和病原微生物对食品污染两方面综合考虑。在食品生产中严格按规定使用防腐剂对保障消费者的安全具有重要意义。

2. 天然食品防腐剂

在食品生产中使用化学合成物质不利于人体健康。为此，国内外都提倡使用天然食品防腐剂。天然食品防腐剂主要有以下 8 类。

(1)果胶分解物

(2)辛香料提取物

(3)琼脂低聚糖

(4)乳酸链球菌素

(5)丙酸

(6)壳聚糖

(7)溶菌酶

(8)鱼精蛋白

(二)食品中的合成抗氧化剂

食品工业中广泛使用合成抗氧化剂，如丁基羟基茴香醚(BHA)、2,6-二丁基对甲酚(BHT)和没食子酸丙酯(PG)等。这类抗氧化剂的潜在危害较大，长期食用会对人体造成损害。《食品卫生法》对某种抗氧化剂的允许使用量和使用范围的规定是在经过大量调查，充分考虑抗氧化剂对人可能造成的潜在危害的基础上严格规定的。因为抗氧化剂只是阻碍氧化作用，延缓食品酸败，故必须在食品氧化发生前使用。

(三)亚硝酸盐及其危害

在每克肉里加入 $150\sim200\mu g$ 的亚硝酸盐，经过烹煮，肉就会呈现出鲜美的红色，有助于增进肉的风味。除此之外，亚硝酸盐还能大大延长肉制品的货架寿命，防止肉毒杆菌生长。

维生素 E 能有效地抑制腌熏肉中亚硝胺的形成，且不会干扰亚硝酸盐对肉毒杆菌的抑制作用。

(四)人工合成色素与天然色素

1. 儿童多动症与人工合成色素的关系

儿童多动症是由于母亲妊娠期、分娩期或新生儿期各种原因造成的脑损伤所致，而另外相当一部分多动症儿童则与食用人工合成色素有关。

国际上允许使用的人工合成色素总计有 60 多种。我国食品卫生标准对人工色素的使用规定十分严格，并强调婴幼儿代乳食品中不得添加任何人工合成色素。

2. 天然色素

我国有很多天然色素，它们不仅是着色剂，而且还具有独特的功效，如辣椒红，它既是红色素，又是β-胡萝卜素，还是维生素 A 前体，是脂溶性的。高粱红具有良好的抗氧化作用。此外，还有天然色素——红曲红。

(五)糖精的使用与过量的危害

糖精是从煤焦油中提取的一种化学产品。它的甜度相当于白糖的 300～500 倍，但在食物中过多使用，不仅会出现苦味，而且对健康有害。

世界卫生组织(WHO)和联合国粮农组织(FAO)规定，每人每天的用量不得超过每千克体重 5mg，糖尿病病人可用到每千克体重 5～10mg。在短时间里摄入大量糖精，会引起血小板减少等不良反应，严重的可导致大出血。

大量食用糖精，患膀胱癌的可能性明显增加。建议吸烟者最好不食用糖精，也尽可能不要食用含糖精的食品和饮料。

四、食品包装材料与餐洗剂的安全性

(一)食品包装材料的安全性

1. 食品包装材料

(1)玻璃

玻璃因其透明、化学稳定性好、对食物无污染，不仅可以高温加热，而且可以回收、再生利用，是最好的食品包装材料。尽管 20 世纪 70 年代以来受到了塑料和其他包装材料的挑战，但仍保持了持续的增长。

(2)纸

纸和塑料是食品包装中使用最为广泛的两种材料。

(3)铝箔

铝箔因易加工、易染色成五彩缤纷的靓丽包装而一直受到世界人民的青睐。大量的罐装啤酒和饮料也几乎都是用薄铝罐作为包装材料，用于高温杀菌的纸复合容器，也是纸与塑料和铝箔等 7 层复合的产品。铝箔纸也用于黄油、乳酪等产品的包装。

(4)塑料包装制品

1)常用塑料包装

2)不允许使用的塑料包装材料

3)保鲜膜　在塑料保鲜膜还广泛使用的今天，消费者也可以采取一些自我保护措施，尽量避免保鲜膜与食物直接接触，尤其是高脂肪食物，以减小对人体健康的侵害。

市场上的保鲜膜分为两类，一类是普通保鲜膜，适用于冰箱保鲜，一类是微波炉保鲜膜，既可用于前者，又可用于微波炉，消费者在使用上要注意区别使用。

2. 绿色包装和可食性包装

(1)绿色包装

(2)可食性包装

1)大豆可食性包装膜

2)以豆腐渣、豆饼制作包装纸膜

3)壳聚糖可食用包装膜

4)蛋白质可食用包装膜

5)生物胶涂层包装纸

（二）"绿色餐洗剂"

20 世纪 90 年代以来，德国、美国、日本等国家相继成功地开发了天然植物油脂型餐洗剂，用无毒的葡萄糖苷取代了沿用已久的烷基苯磺酸盐用作表面活性剂，使餐洗剂走向了健康、无污染的崭新轨道。人们以极大的热情欢迎这些完全无毒、无污染的新产品，并称之为"绿色餐洗剂"。

五、转基因食品(基因改造食品)及其安全性

（一）转基因食品的概念

转基因食品通过改换生物的基因，使生物的遗传性状得到改变，产生符合人们需要的食物。

（二）转基因食品的鉴定和标识

国际上通常采取的办法是要求在转基因食品包装上注明其品质。

（三）转基因食品的安全性

1. 有关转基因工程危险性的争论

2. 转基因农产品的抗农药性与农药的滥用

当前争论的中心是由于转基因农产品具有抗农药性，生产农药的公司就可以更多地出售农药，从而不可避免地导致全球范围内某些农药的滥用，危害人类健康。

3. 转基因作物会污染远亲野生植物

美国加州大学的科学家在研究生长在墨西哥瓦卡山麓的野生玉米后发现，这种野生玉米中竟然含有包括苏云金杆菌(一种能产生抗病虫毒素的细菌)基因在内的转基因作物的基因。这表明转基因作物的基因可传播转移到野生植物中，从而对天然植物的遗传多样性构成威胁。

4. 转基因食品是否会危害机体免疫功能

（四）食品安全的"实质等同性"原则

即转基因植物及其产品作为食品、食品添加剂或饲料时，应与市场出售的同类常规产品作"实质等同性"比较。比较的重点是：天然有毒物质含量的变化；营养成分及抗营养因子的改变；过敏原及过敏性反应的变化；农艺性状表达及导入基因的稳定性；标记基因的安全性等。用作动物饲料时，必须对所使用的转基因植物的重点部位做有毒物质、营养有效成分检测，并进行饲喂试验。

第八章　常见慢性生活方式病及预防

第一节　原发性高血压

高血压是最常见的心血管病，是全球范围内的重大公共卫生问题，不仅患病率高、致残率高、死亡率高，而且可引起心、脑、肾并发症，是冠心病、脑卒中和早死的主要危险因素。

一、定义与分类

高血压是指体循环动脉收缩期和（或）舒张期血压持续增高，当收缩压≥140mmHg和（或）舒张压≥90mmHg，即可诊断为高血压。

二、高血压病的营养膳食因素

（一）钠

不少研究资料发现，随着膳食盐的增加血压会不断增加。24小时尿钠每增加100mmol/d（2 300mg钠），收缩压增加3～6mmHg，舒张压增加0～3mmHg。一些干预研究证实，钠摄入量每降低100mmol/d，高血压者的收缩压下降5.8mmHg，舒张压下降2.5mmHg；血压正常者，收缩压和舒张压各下降2.3/1.4mmHg。

家族性高血压和老年性高血压对盐敏感性较正常人高。过多摄入钠引起血压升高的机制可能是，血液内的钠增多，保留水分也多，血容量加大，心脏负担加重，高流量血液对血管壁的压力加大，易损伤血管内膜；过多钠使血管内皮细胞内水分增加，引起血管壁肿胀，管腔变小，血流阻力加大；过多钠可改变血压昼高夜低的规律，是老年高血压发生脑卒中的危险因素。

（二）肥胖

成年人体重增加是导致高血压的一个重要危险因素。随着体重的增加，出现高血压的趋势也增加，尤以20～40岁开始增加体重者危险性最大。一般来说，超重使发生高血压的危险性增加2～6倍。当患高血压者体重下降后，其血压也常随之下降。对患有中度高血压的人来说，降低体重常是降低血压的一种有效的治疗方式。

约3/4的高血压病人肥胖，而其中一半以上有胰岛素抵抗。通过降低血压，脑卒中危险性降低40%，冠心病危险性降低14%～30%。减肥治疗是治疗高血压的最重要的非药物途径。

（三）酒精

过量饮酒与血压升高和较高的高血压程度相关联。每天饮酒3～5杯以上的男子和每天饮酒2～3杯的女子尤其处于较高的危险之中，而低于上述饮酒量者则不会增加危险性。据推测，酒精在低剂量时是血管扩张剂，而在剂量较高时则为血管收缩剂。

酒精与血压相关的确切机制尚不清楚，其可能性包括：刺激了交感神经系统；抑制了血管松弛物质；钙和镁耗竭；血管平滑肌中细胞内钙增加。

（四）钾

钾降低血压的作用在不同类型的研究中所取得的证据始终是一致的，钾通过直接的扩血管作用，以及尿钠排出作用而降低血压。

（五）钙

钙摄入量低可以增强高盐膳食对血压的作用。

关于膳食钙可能影响血压的机制有许多推测，如钙可促进尿钠排出作用，这就解释了为什么盐敏感的高血压病人对钙降低血压的作用较为明显。盐敏感高血压病人可以是失钙状态，从而引起继发性甲状旁腺功能亢进。钙补充可以通过纠正钙缺乏和与之相关的甲状旁腺功能亢进，从而降低血压。

（六）镁

膳食镁与血压成负相关。素食者通常摄入的镁和膳食纤维含量高，其血压比非素食者低，镁对血压作用的生理解释有：镁降低血管弹性和收缩力，这可能是由于降低了细胞内的钙含量。

（七）脂类

1. 总脂肪摄入量与饱和脂肪酸　饱和脂肪酸和血压成正相关，将总脂肪摄入量从占总能量的 38%～40% 降至 20%～25%，或将多不饱和脂肪酸与饱和脂肪酸的比值从 0.2 增加到 1.0，能降低血压。

2. 多不饱和脂肪酸　n-3 和 n-6 的多不饱和脂肪酸有调节血压的作用。在高血压实验模型中，亚油酸（n-6 长链多不饱和脂肪酸）和鱼油（富含 EPA 和 DHA，两者都是 n-3 脂肪酸），都能减少血管紧张肽原酶依赖性高血压的发生。

3. 单不饱和脂肪酸　单不饱和脂肪酸（MUFA）高的膳食可降低血压。

4. 胆固醇　膳食胆固醇与血压有显著的正相关。

（八）蛋白质

膳食蛋白质影响血压的根本机制尚不清楚。有人提出特殊氨基酸，如精氨酸、酪氨酸、色氨酸、蛋氨酸和谷氨酸是影响神经介质或影响血压的激素因子。因此有人推测大豆蛋白能降低血压是因大豆富含精氨酸，它是一种潜在的血管抑制剂，也是血管抑制剂 NO 的前体。一组接近绝经期的妇女，补充大豆蛋白质 6 周，舒张压有明显降低。

（九）膳食纤维

膳食纤维能减少脂肪吸收，减轻体重并间接辅助降压。干预研究平均补充 14g 膳食纤维，收缩压和舒张压降低约 1.6/2.0mmHg。在一些研究中，以可溶性和不溶性膳食纤维混合物作为来源，仅可溶性膳食纤维影响胃肠道功能并间接地影响胰岛素代谢，这可能是膳食纤维降低血压的机制。

三、高血压病的防治

高血压的非药物治疗包括改善生活方式，消除不利于心理和身体健康的行为和习惯，达到减少高血压以及其他心血管病的发病危险。有许多试验证明了非药物治疗途径引人注目的效果。

（一）减轻体重

过重者减轻体重和避免肥胖是防治高血压的关键策略。减肥目标是适度的体重减轻，即减轻 10％甚至 5％的体重，足以控制或改善大多数肥胖症的并发症。减轻 10％已成为大多数治疗方案的目标。

由于难以维持体重减轻，故有主张将减轻体重的目标转为体重控制，从控制饮食和体育锻炼两方面着手，尽力使能量摄入与能量消耗维持平衡，以全面健康为前提达到可能的最佳体重。

要改变长期的不良饮食习惯，要多吃水果、蔬菜、粗粮、杂粮等谷类制品以增加碳水化合物的摄入量，要少吃肥肉和荤油、油炸食品、糖果、甜点和含糖饮料以降低脂肪和单糖、果糖的摄入量。

要改变不良进食行为，如放慢吃饭的速度，要细嚼慢咽、不狼吞虎咽。采购食物时注意选购上述提倡多吃的食物。在家中少吃或不吃高能量零食，如巧克力、炸薯片、甜点等。

近年儿童超重现象较为普遍，城市中发生率高达 20％以上。儿童期肥胖者及至成人时仍肥胖者比例较高，患心脑血管疾病的危险性相应增加，故控制体重应从早期开始。

（二）合理膳食

1. 减少钠盐   中国居民膳食指南提出每人每日食盐用量不超过 6g 为宜。我国居民食盐摄入量过高，平均值是世界卫生组织建议的两倍以上，我国膳食中的钠 80％来自烹饪时的调味品和含盐高的腌制品，包括食盐、酱油、味精、咸菜、咸鱼、咸肉、酱菜等。因此限盐首先要减少烹调用调料，少食各种腌制品。需要提出的是，由于生活方式和膳食习惯的改变，要特别注意隐藏在加工食品中的食盐，如罐头、快餐食品、方便食品和各种熟食品。食品工业在食品加工过程中应减少食盐用量，包括那些日常的食品，如面包、挂面等。

2. 减少膳食脂肪、补充适量优质蛋白质   如能将膳食脂肪控制在占总能量的 25％以下，P/S 比值维持在 1，连续 40 天可使收缩压和舒张压下降 12％，女性下降 5％。鱼类特别是海产鱼所含不饱和脂肪酸有降低血脂和防止血栓的作用。肥肉和荤油为高能量和高脂肪食物，摄入过多往往会引起肥胖，并是某些慢性病的危险因素，应当少吃。中国人绝大多数以食猪肉为主，而猪肉蛋白质含量较低，脂肪含量较高，因此，应调整以猪肉为主的肉食结构，提倡多吃鱼、鸡、兔、牛肉，在营养学上有重要意义。大豆蛋白对血浆胆固醇水平有显著的降低作用，应多加食用。

3. 注意补充钾和钙   大部分食物都含有钾，但蔬菜和水果是钾的最好来源。含钾丰富的食物还有麸皮、赤豆、杏干、蚕豆、扁豆、冬菇、竹笋、紫菜等。

奶和奶制品是钙的主要来源，其含钙量丰富，吸收率也高。发酵的酸奶更有利于钙的吸收。奶还是低钠食品，对降低血压亦有好处。奶制品还能降低血小板凝集和胰岛素抵抗。

4. 限制饮酒   过量饮酒会增加患高血压卒中等危险，而且饮酒可增加服用降压药物的抗性，故提倡高血压患者戒酒。

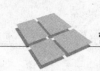

(三)其他

1. 增加体力活动 有规律的有氧运动可以预防高血压的发生，规律的运动可降低高血压病人的收缩压5～15mmHg，舒张压5～10mmHg。

要根据自己的身体状况，决定运动种类、强度、频度和持续运动时间。可选择步行、慢跑、太极拳、门球、气功、舞蹈等项目。运动强度须因人而异，一般来说，50%～70%的最大心率范围的运动是安全的。计算最大心率可用220减去年龄。中等强度的运动可用180减去年龄，或60%～80%的最大心率的运动量。低等强度的运动为40%～60%的最大心率运动量。运动频度一般要求每周3～5次，每次持续20～60分钟。

2. 减轻精神压力保持心理平衡 精神压力对血压的升高起十分重要的作用。流行病学研究显示精神紧张、压力大的职业人群血压水平较高。

第二节 高脂血症

一、血浆脂蛋白分类和功能

血脂中的主要成分是甘油三酯、胆固醇、游离脂肪酸、磷脂、脂溶性维生素和固醇。甘油三酯和胆固醇是疏水性物质，不能直接在血液中被转运，也不能直接进入组织细胞。它们必须与特殊的蛋白质和极性类脂（如磷脂）一起组成一个亲水性的球状大分子——脂蛋白，才能在血液中被运输，并进入组织细胞。脂蛋白主要由胆固醇、甘油三酯、磷脂和蛋白质组成，绝大多数是在肝脏和小肠中合成，并主要经肝脏分解代谢。

(一)血浆脂蛋白的种类、组成、来源和作用

应用超速离心法，可将血浆脂蛋白分为5大类：乳糜微粒（CM）、极低密度脂蛋白（VLDL）、中密度脂蛋白（IDL）、低密度脂蛋白（LDL）、高密度脂蛋白（HDL）。不同的脂蛋白其组成、密度、来源均不同，在致动脉硬化中的作用也不一样。

(二)血浆脂蛋白的临床意义

1. 乳糜微粒（CM） CM来源于膳食脂肪，高脂肪膳食可增加CM合成，CM含外源性甘油三酯90%左右，其生理功能是将食物来源的甘油三酯从小肠运输到肝外组织中被利用。正常人空腹12小时后，血浆中CM已完全被清除，但Ⅰ型和Ⅴ型高脂蛋白血症病人空腹血浆出现高浓度CM。CM颗粒大，不能进入动脉壁内，一般不致动脉粥样硬化。但CM的代谢残骸可被巨噬细胞表面受体识别而摄入，因而可能与动脉粥样硬化有关。

2. 极低密度脂蛋白（VLDL） VLDL和CM都是以甘油三酯为主，因此被统称为富含甘油三酯的脂蛋白。但VLDL与CM不同的是，VLDL的甘油三酯主要由肝脏合成，其最重要的底物是游离脂肪酸。流经肝脏的血液中游离脂肪酸含量增加可加速肝脏合成和分泌VLDL。目前多数学者认为，血浆VLDL水平升高是冠心病的危险因素，VLDL浓度升高，可影响其他脂蛋白的浓度和结构；VLDL升高伴有血浆HDL水平降低，使抗动脉硬化的因素减弱；VLDL增高常与其他的冠心病危险因素相伴随，如胰岛素抵抗肥胖、糖尿病等。

3. 中密度脂蛋白（IDL）　IDL 是 VLDL 向 LDL 转化过程中的中间产物，与 VLDL 相比，胆固醇含量明显增加。正常情况下，IDL 在体内的分解代谢迅速，因此正常情况下血浆中 IDL 浓度很低。IDL 一直被认为具有致动脉粥样硬化作用。

4. 低密度脂蛋白（LDL）　LDL 是由 IDL 在肝脏内转化而来，肝脏也可直接合成，分泌少量。LDL 是血浆中胆固醇含量最多的一种脂蛋白，大约胆固醇含量在一半以上，65％的血浆胆固醇存在于 LDL 中，是所有血浆脂蛋白中首要的致动脉粥样硬化性脂蛋白。

5. 高密度脂蛋白（HDL）　HDL 颗粒最小，脂质和蛋白质各占一半。HDL 主要由肝脏和小肠合成，是一种抗动脉粥样硬化的血浆脂蛋白，能将周围组织中包括动脉壁内的胆固醇转运到肝脏进行代谢，还具有抗 LDL 氧化的作用，并能促进损伤内皮细胞修复，还能稳定依前列醇的活性，因此是冠心病的保护因子。

二、膳食营养因素对血脂代谢的影响

(一)膳食脂肪和脂肪酸

1953 年 Keys 等首先提出膳食总脂肪摄入量是影响血浆 TC 水平的主要因素。此后，许多大规模的流行病学调查均证实，人群血清 TC 均值分别与其膳食总脂肪和饱和脂肪酸所占能量的比例成显著正相关。我国调查资料表明，当动物性食品和油脂消费量增加，脂肪提供的能量增加 5％，人群平均血胆固醇水平升高 10％。虽然含饱和脂肪酸高的食物可导致 TC 升高，但是饱和脂肪酸碳链的长度不一样，对血脂的影响也不同。

1. 饱和脂肪酸（SFA）　SFA 可以显著升高血浆 TC 和 LDL-C 的水平，但是不同长度碳链的 SFA 对血脂的作用不同。碳原子少于 12、大于或等于 18 的饱和脂肪酸对血清 TC 无影响，而含 12～16 个碳原子的饱和脂肪酸，如月桂酸（C12：0）、肉豆蔻酸（C14：0）、软脂酸（即棕榈酸，C6：0）可明显升高男性和女性的血清 TC、LDL-C 水平，含 18 个碳的硬脂酸（C18：0）不升高血清 TC、LDL-C。最近美国膳食推荐量建议 SFA 应占 7％～8％总能量。中国营养学会推荐 SFA＜10％总能量。

2. 单不饱和脂肪酸（MUFA）　动物实验和人群研究均证实单不饱和脂肪酸有降低血清 TC 和 LDL-C 水平的作用，同时可升高血清 HDL-C。膳食中单不饱和脂肪酸主要是油酸（C18：1），橄榄油中油酸含量达 84％，地中海地区人群血清 TC 水平低，心血管疾病发病率较低，可能与其膳食中橄榄油摄入量高有关。花生油、玉米油、芝麻油中油酸的含量也很丰富，分别为 56％、49％、45％，茶油中油酸含量达 80％左右。美国膳食推荐量中建议，MUFA 应增加到 13％～15％总能量。

3. 多不饱和脂肪酸（PUFA）　PUFA 包括 n-6 的亚油酸和 n-3 的 α-亚麻酸以及长的 EPA 和 DHA。研究表明，用亚油酸和亚麻酸替代膳食中饱和脂肪酸，可使血清中 TC、LDL-C 水平显著降低，并且不会升高 TG。临床研究表明低 SFA、高 PUFA（占总能量 16％～20.7％）的膳食使血浆胆固醇降低 17.6％～20.0％、与基础水平相比更重要的是胆固醇的降低与心血管疾病发病率降低（降低 16％～34％）有关。然而研究表明，高 PUFA 的膳食可以使 HDL-C 水平降低、增加某些肿瘤的危险，体外试验发现

PUFA 增加 LDL 氧化的作用，可能会增加心血管疾病的危险性，一些学者认为 PUFA 摄入量不应当超过 7%～10%总能量。

膳食亚油酸和 α-亚麻酸在体内可分别转化为 n-6PUFA（如花生四烯酸）和 n-3 PUFA（EPA、DHA）。它们都可转化为二十碳烷酸，从花生四烯酸转化的二十碳烷酸与由 EPA/DHA 转化来的二十碳烷酸，在生物学作用上相反，因此摄入平衡的 n-6：n-3 PUFA 是很重要的，亚油酸/α-亚麻酸的比值应当<10。增加 α-亚麻酸的摄入量或降低亚油酸的摄入量都可以实现上述的比值。但是事实上亚油酸和 α-亚麻酸都有降低冠心病危险性的作用，当然 α-亚麻酸的作用比 EPA 和 DHA 的作用要弱得多。

4. 反式脂肪酸（TFA）　反式脂肪酸是在氢化油脂中产生的，如人造黄油。典型的西餐含反式脂肪酸 15g/d，美国膳食中含 8g/d，我国传统的膳食中反式脂肪酸的含量低。以前一些研究表明，反式脂肪酸或氢化油与天然油的不饱和脂肪酸相比有增加血清胆固醇的作用，而与饱和脂肪酸相比能降低胆固醇，对 TG 的作用不肯定。最近进行评估反式脂肪酸对血脂和脂蛋白影响的研究一致表明，增加反式脂肪酸的摄入量，可使 LDL-C 水平升高，HDL-C 降低，使 TC/HDL-C 比值增高，LDL-C/HDL-C 比值增加，以及脂蛋白（a）升高，明显增加心血管疾病危险性，反式脂肪酸致动脉粥样硬化的作用比 SFA 更强。膳食中反式脂肪酸大多数来自氢化的植物油，目前认为反式脂肪酸应占 1%总能量。

（二）膳食碳水化合物及其构成

进食大量糖类，使糖代谢加强，细胞内 ATP 增加，使脂肪合成增加。过多摄入碳水化合物，特别是能量密度高、缺乏纤维素的双糖或单糖类，可使血清 VLDL-C、TC、LDL-C 水平升高。高碳水化合物还可使血清 HDL-C 下降，膳食碳水化合物摄入量占总能量的百分比与血清 HDL-C 水平负相关。我国膳食中碳水化合物的含量较高，人群中高甘油三酯血症较为常见。

膳食纤维有调节血脂的作用，可降低血清 TC、LDL-C 水平。可溶性膳食纤维比不溶性膳食纤维的作用更强，前者主要存在于大麦、燕麦、豆类、水果中。

（三）微量元素

水质的硬度与钙、镁、锌等含量有关。镁对心血管系统有保护作用，具有降低胆固醇、降低冠状动脉张力、增加冠状动脉血流量等作用。动物实验发现，缺钙可引起血 TC 和 TG 升高，补钙后，可使血脂恢复正常。缺锌可引起血脂代谢异常，血清锌含量与 TC、LDL-C 成负相关，而与 HDL-C 成正相关。

铬是葡萄糖耐量因子的组成成分，是葡萄糖和脂质代谢的必需微量元素。缺铬可使血清 TC 增高，并使 HDL-C 下降。补充铬后，使血清 HDL-C 升高，TC 和 TG 水平降低，血清铬与 HDL-C 水平成明显正相关。

（四）维生素

目前认为对血脂代谢有影响的维生素主要是维生素 C 和维生素 E。维生素 C 对血脂的影响可能是通过以下机制实现的：促进胆固醇降解、转变为胆汁酸，从而降低血清 TC 水平；增加脂蛋白酶活性，加速血清 VLDL-C、TG 降解。维生素 C 在体内参加胶原的合成，使血管韧性增加，脆性降低；防止血管出血。同时维生素 C 还具有抗氧化作用，防止脂质的过氧化反应。

维生素 E 是脂溶性抗氧化剂,可抑制细胞膜脂类的过氧化反应,增加 LDL-C 的抗氧化能力,减少 OX-LDL(氧化型 LDL-C)的产生。维生素 E 能影响参与胆固醇分解代谢的酶的活性,有利于胆固醇的转运和排泄,对血脂水平起调节作用。

三、高脂血症的饮食治疗

调整饮食和改善生活方式是各种高脂血症治疗的基础,尤其对原发性高脂血症患者,更应首先选择饮食治疗,即使在进行药物降脂治疗时,饮食疗法也要同时进行。饮食疗法能使血浆胆固醇降低,提高降脂药物的疗效,还具有改善糖耐量、恢复胰岛功能,减轻体重等多方面作用。

(一)高脂血症的分型

根据脂蛋白电泳的结果,高脂蛋白血症可分为以下几种类型:

1. Ⅰ型高脂蛋白血症——高乳糜微粒血症

2. Ⅱa 型高脂蛋白血症——高 β 脂蛋白血症

3. Ⅱb、Ⅲ型高脂蛋白血症——高 β、高前 β 脂蛋白血症

4. Ⅳ型高脂蛋白血症——高前 β 脂蛋白血症

5. Ⅴ型高脂蛋白血症——高前 β 脂蛋白血症、高乳糜微粒血症

(二)高脂血症的饮食治疗原则

1. Ⅰ型高脂蛋白血症

严格限制饮食中的脂肪摄入量,要求从每天饮食摄入的脂肪量控制在 20～35g,包括烹调油和食物中所含有的脂肪。由于脂肪的摄入受限,必需脂肪酸和脂溶性维生素的摄入减少,在治疗过程中,要注意补充。

2. Ⅱa 型高脂蛋白血症

(1)严格限制饮食中的胆固醇摄入,每天胆固醇的摄入量控制在 300mg 以内。

(2)减少饮食中脂肪的摄入量,增加多不饱和脂肪酸的摄入量。

(3)适当补充维生素 A 和维生素 E。

3. Ⅱb、Ⅲ型高脂蛋白血症

(1)限制总能量,减少内源性甘油三酯的生成,适当限制脂肪和碳水化合物的摄入。

(2)限制总能量的摄入,降低体重,尽可能使患者的体重维持在标准体重。

(3)限制碳水化合物的摄入特别是单、双糖的摄入,碳水化合物占总能量的50%～60%。

(4)限制脂肪的摄入,每天脂肪的摄入量控制在总能量的 20% 以内。

(5)限制胆固醇的摄入,每天胆固醇的摄入量控制在 300mg 以下。

(6)适当提高蛋白质的摄入量,可占总能量的 20% 左右。

4. Ⅳ型高脂蛋白血症

(1)限制总能量的摄入,降低体重。

(2)限制碳水化合物的摄入,碳水化合物占总能量的 50%～60%。

(3)适当限制脂肪的摄入,每天脂肪的摄入量控制在总能量的 30% 以内。

(4)适当限制胆固醇的摄入,每天胆固醇的摄入量控制在 300～500mg。

（5）不必限制蛋白质的摄入量。

5. V型高脂蛋白血症

（1）限制总能量的摄入，维持标准体重。

（2）限制脂肪的摄入，每天脂肪的摄入量控制在总能量的20%以内。

（3）限制碳水化合物的摄入，碳水化合物占总能量的50%～60%。

（4）适当限制胆固醇的摄入，每天胆固醇的摄入量控制在300～500mg。

（5）适当提高蛋白质的摄入量，可占总能量的20%左右。

（三）膳食组成和安排

1. 食物多样、谷类为主　粗细搭配，粗粮中可适量增加玉米、莜面、燕麦等成分，少食单糖、蔗糖和甜食。多食新鲜蔬菜及瓜果类，保证每天摄入400～500g，以提供充足的维生素、矿物质和膳食纤维。

2. 多吃蔬菜、水果和薯类　多吃蔬菜与各种水果，注意增加深色或绿色蔬菜比例，大蒜和洋葱有降低血清 TC，提高 HDL-C 的作用，可能与其含有硫化物有关。香菇和木耳含有多糖类物质，也有降低血清 TC 及防止动脉粥样硬化的作用。

3. 常吃奶类、豆类或其制品　奶类除含丰富的优质蛋白质和维生素外，含钙量较高，且利用率也很高，是天然钙质的极好来源，高血脂患者奶类以低脂或脱脂奶为宜。豆类是我国的传统食品，含丰富的蛋白质、不饱和脂肪酸、钙及维生素 B_1、维生素 B_2、烟酸等，且大豆及其制品还有降低胆固醇的作用。

4. 经常吃适量鱼、禽、蛋、瘦肉，少吃肥肉和荤油　脂肪摄入量占总能量应≤30%。制备低脂肪膳食可用蒸、煮、拌等少油的烹调方法；肉汤类应在冷却后除去上面的脂肪层；不吃肥肉、剔除鸡皮；选用低脂或脱脂奶制品；少用动物脂肪，限量食用植物油；多吃水产品尤其是深海鱼，争取每周食用2次或以上，以增加 n-3 多不饱和脂肪酸 EPA、DHA 摄入量。n-3 多不饱和脂肪酸能明显降低血甘油三酯、降低血浆胆固醇、增加高密度脂蛋白、抗血小板凝集。

轻度血浆 TC 升高者，膳食胆固醇摄入量＜300mg/d。血浆胆固醇中度和重度升高者，饮食中胆固醇摄入量＜200mg/d。禁食肥肉、动物内脏、人造黄油、奶油点心等。

5. 保持能量摄入，并增加运动，防止超重和肥胖。

6. 吃清淡少盐的膳食，多喝茶。

第三节　冠状动脉粥样硬化性心脏病

一、定义和病理学基础

（一）定义

冠心病是指由于冠状动脉硬化使管腔狭窄或阻塞导致心肌缺血、缺氧而引起的心脏病。

（二）动脉粥样硬化的自然病变过程

冠心病的发生发展是一个缓慢渐进的过程，患者从青少年起即开始有血管壁的脂肪条纹形成，至40岁左右病变的血管逐渐明显变窄，冠状动脉供血减少，并可能发生出血、溃疡、血栓等病变，导致相应的临床症状：如心绞痛、心肌梗死、冠状动脉猝死等。

二、冠心病的营养治疗

1. 禁烟、禁酒。

2. 能量：能量摄入要达到并维持理想体重或适宜体重，防止肥胖。

3. 脂肪：减少脂肪的摄入，脂肪占总能量的 25％ 以下。限制饱和脂肪酸(S)，适当增加多不饱和脂肪酸(P)，使每日 P/S 值达到 1～1.5。减少胆固醇的摄入，每日胆固醇摄入量限制在 300mg 以下。

4. 碳水化合物：占总能量的 50％～60％。主食除米面外，多吃各类杂粮，其营养丰富并含有较多的膳食纤维。也可用土豆、山药、藕、芋艿、荸荠等根茎类食物，代替部分主食，这样可避免主食过于单调。限制蔗糖和果糖的摄入。

5. 蛋白质：摄入适量的蛋白质，每日 1.0g/kg 左右，约占总能量的 15％。每日可饮脱脂牛奶 250ml 左右，并可吃 1 个鸡蛋白。每周可吃 2～3 个整鸡蛋。鱼类肉质细嫩，易于消化吸收，含有丰富的多不饱和脂肪酸，可每周吃 2～3 次，每次 200g 左右，烹饪方法以清炖和清蒸为主。黄豆及其制品含植物固醇较多，有利于胆酸的排出，可减少胆固醇的合成。

6. 供给充足的维生素和矿物质，膳食纤维每日摄入 20～25g 为宜。

三、心肌梗死的营养治疗

1. 急性期　应完全卧床休息，开始给以流食，如米汤、藕粉、去油肉汤、菜汁等，少量多餐，每日总能量约 3 347kJ(800kcal)，尽量避免胀气或带刺激性的食物如豆浆、牛奶、浓茶和咖啡等。病情好转后可选用半流食，如粥、面条、馄饨面片汤、肉末、碎菜等，仍应少食多餐，每日能量约 5 020kJ(1 200kcal)，注意保持大便通畅，逐渐过渡到软食。注意水和电解质平衡，食物中水的含量应与饮水及输液量一并考虑，以适应心脏的负荷能力；如伴有高血压或心力衰竭，应限制钠盐；镁对缺血性心肌病有良好的保护作用，含镁较丰富的食物有：有色蔬菜、小米、面粉、肉、海产品等；避免低钾血症出现，增加含钾丰富的食物。

2. 恢复期　应防止复发，其膳食原则同冠心病。

四、心力衰竭

1. 减轻心脏负荷，控制总能量，最好稍低于理想体重。蛋白质的特殊动力作用可能增加心脏额外的能量要求，蛋白质的摄入宜每日 0.8g/kg；脂肪在胃内停留时间长，影响消化，建议每日不超过 60g；其余的能量由复合碳水化合物供给，少食甜食。

2. 减轻钠、水潴留。限制钠盐，根据充血性心力衰竭的轻、中、重的程度，分别给予每日限钠 1 500mg、1 000mg 或 500mg 膳食；液体每日限制摄入量为 1 000～1 500ml。

3. 其他电解质的平衡，应注意钾、钙、镁等的平衡调整。

4. 维生素应充足，包括 B 族维生素与维生素 C 等。

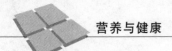
5. 为减少胃肠胀气，诱发心力衰竭，应少食多餐。

第四节　脑卒中

一、定义和分类

脑卒中俗称脑中风，又称脑血管意外。凡因脑血管阻塞或破裂引起的脑血流循环障碍和脑组织功能或结构损害的疾病都可以称为脑卒中。脑卒中可分为两大类，即缺血性脑卒中和出血性脑卒中。

不论是缺血性脑卒中还是出血性脑卒中，都会造成不同范围、不同程度的脑组织损害，因而产生多种多样的神经精神症状，严重的还会危及生命，治愈后很多病人留有后遗症或致残。

二、危险因素

研究报道的脑卒中的危险因素很多，比较肯定的危险因素有下列几种：

(一)高血压

高血压是最主要的危险因素。血压的高低和脑卒中发生率正相关。无论是收缩压或舒张压的增高均可增加脑出血或脑梗死的危险性。脑卒中发生的危险性在那些伴有其他临床异常表现，如左心室肥厚、心律不齐、眼底动脉粥样硬化等状况的高血压患者中更为明显。

(二)心脏病

各种原因所致的心脏损害：如风湿性心脏病、冠状动脉粥样硬化性心脏病、高血压性心脏病，以及先天性心脏病，均可增加脑卒中(特别是缺血性脑卒中)的危险。在任何血压水平上，有心脏病的人患脑卒中的危险性增加 2 倍以上。

(三)糖尿病

糖尿病是脑卒中的肯定危险因素，女性糖尿病患者发生脑梗死的危险性大于男性，接受胰岛素治疗的患者危险性大于未使用胰岛素者，35 岁左右的糖尿病患者发生脑卒中的危险性比非糖尿病患者高 12 倍。

(四)血脂异常

特别是高胆固醇血症、低密度脂蛋白增高以及高密度脂蛋白降低都是危险因素。

(五)吸烟

吸烟是重要危险因素，与持续吸烟的量和吸烟历史长短有关。

(六)饮酒

少量饮酒并不对发生脑卒中构成危险，但过量饮酒或长期饮酒增加出血性脑卒中的危险早已得到公认，可使脑卒中的危险性增加。其发病机制可能与以下途径有关：诱发心律不齐或心脏内壁运动异常而引起脑栓塞；诱发高血压；增强血小板聚集作用；激活凝血系统；刺激脑血管平滑肌收缩或使脑代谢发生改变而造成脑血流量减少。

三、营养防治

脑卒中的多数危险因素与人们的社会行为及生活方式有关，如高血压病的发生常常和食盐摄入量偏高相一致；超重或肥胖常由缺乏运动及不合理膳食引起；吸烟和酗酒是一种不良行为；血脂过高与膳食脂肪摄入过多有关；因此通过对社区广大群众的参与和对脑卒中危险因素的认识，改变不健康行为与不良生活方式，普遍提高自我保健意识和能力，则收效明显。

第五节 糖尿病

一、定义、分型及诊断标准

(一)定义

糖尿病是一组由于胰岛素分泌和作用缺陷所导致的碳水化合物、脂肪、蛋白质等代谢紊乱、而以长期高血糖为主要表现的综合征。

(二)分型

1. Ⅰ型糖尿病 原来称作胰岛素依赖型糖尿病，胰腺分泌胰岛素的 β 细胞自身免疫性损伤引起胰岛素绝对分泌不足，在我国糖尿病患者中约占 5%。起病较急，多饮、多尿、多食、消瘦等三多一少症状明显，有遗传倾向，儿童发病较多，其他年龄也可发病。

2. Ⅱ型糖尿病 多发于中老年，占我国糖尿病患者的 90%～95%，起病缓慢、隐匿，体态常肥胖，尤以腹型肥胖或超重多见，可循及其生活方式的不合理，如饮食为高脂、高碳水化合物、高能量及少活动等。遗传因素在本型中较 Ⅰ 型更为明显重要。Ⅱ型糖尿病基本病理变化是胰岛 β 细胞功能缺陷和胰岛素抵抗。

3. 妊娠糖尿病 一般在妊娠后期发生，占妊娠妇女的 2%～3%。发病与妊娠期进食过多，以及胎盘分泌的激素抵抗胰岛素的作用有关，大部分病人分娩后可恢复正常，但成为今后发生糖尿病的高危人群。

4. 其他类型糖尿病 是指某些内分泌疾病、化学物品、感染及其他少见的遗传、免疫综合征所致的糖尿病，国内非常少见。

二、Ⅱ型糖尿病的发病机制

(一)胰腺与胰岛素的功能

胰腺中的胰岛具有外分泌功能和内分泌功能，胰岛中的 β 细胞分泌胰岛素，α 细胞分泌胰高血糖素，其他细胞承担分泌与消化有关的几种激素。胰岛素是体内合成代谢的关键激素，在机体新陈代谢中有极其重要的作用。

1. 调节糖代谢 是通过促进组织利用葡萄糖、促进葡萄糖合成肝糖原、抑制糖原异生、促进葡萄糖转化为脂肪等实现降低血糖。

2. 调节脂肪代谢 脂肪组织对胰岛素非常敏感，表现在促进葡萄糖进入脂肪细胞、抑制脂肪酶活性，减少脂肪分解、促进肝脏合成脂肪酸。

3. 调节蛋白质代谢 促进蛋白质合成，保证正常生长发育。

(二)发病机制

Ⅱ型糖尿病主要是由于胰岛素分泌不足(即胰岛功能障碍)和胰岛素抵抗(即胰岛素

效应减低)所致。胰岛素抵抗是指肌肉、脂肪组织摄取及利用糖有障碍；肝摄取糖减弱，餐后对肝糖输出不能有效地抑制。当胰腺功能尚可时，胰岛需分泌大量的胰岛素以克服胰岛素抵抗，因而在糖尿病发病前几年可有高胰岛素血症，以维持血糖于正常范围，但胰岛素过多对机体其他组织造成不利影响，此为"胰岛素抵抗综合征"，又称"代谢综合征"的共同基础(包括肥胖、高血脂、高血压、高血糖、糖尿病、冠心病、痛风症等)。这种胰岛素抵抗贯穿糖尿病患者的终生。

引起胰岛素抵抗的原因除遗传因素外，环境因素亦非常重要，如激素紊乱、药物影响、应激，尤以不合理的生活方式(摄取高能量、高脂、高糖饮食、精神过度紧张、酗酒等)。

三、与糖尿病发病有关的营养状况——肥胖

人们早就认识到肥胖与Ⅱ型糖尿病之间有密切的关系，横断面和前瞻性的流行病学调查都表明肥胖尤其是向心性(内脏性)肥胖是糖尿病的重要危险因素。

1. 脂肪摄入的作用　饲以高脂膳食的大鼠易发生胰岛素抵抗，在人类特别是摄入高脂膳食者可能会发生类似情况。

2. 缺乏体力活动　缺乏体力活动是Ⅱ型糖尿病发生的另一重要危险因素。英国的心脏病研究发现与缺乏体力活动的人相比，那些坚持中等程度体力活动的人们发生糖尿病的危险性明显降低。缺乏锻炼可能间接促使糖尿病的发生，也可能独立发挥作用。高强度的体力活动与低血浆胰岛素水平有关。体育锻炼亦能减轻胰岛素抵抗。

四、营养预防

(一)Ⅰ型糖尿病

1. 避免摄入对胰岛β细胞有毒性的药物和化学物质，这些物质中有的会抑制胰岛素的合成与分泌，有的会更进一步导致β细胞的破坏。这些物质包括噻嗪类利尿剂、四氧嘧啶或戊双咪及链脲霉素等。

2. 提倡母乳喂养　给婴儿以母乳喂养，尽量避免早期添加牛奶，可作为初级预防的一项措施。

(二)Ⅱ型糖尿病

1. 对葡萄糖耐量减低(IGT)进行干预　IGT是指空腹血糖正常而餐后血糖水平介于正常人与糖尿病患者之间的一种特殊的代谢状态，其诊断标准为在口服75g葡萄糖的糖耐量试验中，2小时血浆糖浓度在7.8~11.0mmol/L之间，目前一般认为IGT是糖尿病的前期表现，它是发展成糖尿病的一个过渡阶段，故对IGT进行干预治疗是预防Ⅱ型糖尿病的关键所在。

对IGT的干预包括生活方式的强化干预和药物的干预。前者包括饮食干预，制定合理健康的平衡饮食及持之以恒的合适运动量的锻炼，后者则用α-糖苷酶抑制剂、二甲双胍、噻唑烷二酮及减肥药(如奥利司他)等治疗。

2. 防治肥胖是饮食干预IGT的主要目标　对超重或肥胖的IGT者应该推荐限制能量的饮食，要按体力活动、年龄、体重计算每日需要的能量减低2 092~3 350kJ(500~800kcal)，使之适当减肥。实际上不论初始体重如何，只要用低能量饮食就可增

加胰岛素的敏感性，同时降低血糖和血压，纠正轻度的血脂异常。

五、饮食治疗

(一)一般原则

饮食治疗是糖尿病五项治疗方法（饮食、运动、药物、自我监测与教育）中最基本的治疗方法。

(二)每日需要能量的估算

1. 标准体重计算　每日总能量是以维持标准体重计算。

2. 根据不同的体力劳动强度确定每日每千克标准体重所需能量。

表 8-1　不同体力劳动强度的能量需要量

劳动强度	举例	所需能量 kcal/(kg·d)		
		消瘦	正常	超重
卧床		20～25	15～20	15
轻	办公室职员、教师、售货员、钟表修理工	35	30	20～25
中	学生、司机、电工、外科医生	40	35	30
重	农民、建筑工、搬运工、伐木工、舞蹈演员	45～50	40	35

(三)三大营养素的分配和选择的食品

1. 碳水化合物

(1)每人摄入的碳水化合物转化的能量应占总能量的 55%～65%。

(2)要考虑每一种含碳水化合物食品的血糖生成指数(glycemic index，GI)，GI 是衡量食物摄入后引起血糖反应的一项有生理意义的指标，提示含有 50g 有价值的碳水化合物的食物与相等量的葡萄糖和面包相比，在一定时间内体内血糖应答水平的百分比值。高 GI 食物进入胃肠后消化快，吸收完全，葡萄糖迅速进入血液；低 GI 食物在胃肠停留时间长，释放缓慢，葡萄糖进入血液后峰值低，下降速度慢。表 8-2 是中国常见食物 GI 值，要尽量选择 GI 值低的食品，以避免餐后高血糖。

2. 蛋白质　糖尿病患者每日蛋白质的需要量为 1.0g/kg，约占总能量的 15%，其中动物性蛋白质应占总蛋白质摄入量的 40%～50%。对处于生长发育期的儿童或有特殊需要或消耗者如妊娠、哺乳、消耗性疾病、消瘦患者，蛋白质的比例可适当增加。

3. 脂肪　占总能量较适合的比例为 20%～25%。

4. 膳食纤维　糖尿病患者每日的膳食纤维摄入量以 30g 左右为宜。

5. 微量营养素　抗氧化的维生素：包括维生素 C、维生素 E、β-胡萝卜素等。

6. 微量元素　主要是锌、铬、硒、钒等。

表 8-2 常见食物血糖生成指数表

食物种类		GI	食物种类		GI
谷类食物	荞麦面条	59.3	水果	香蕉	52
	荞麦面馒头	66.7		梨	36
	大米饭	80.2		苹果	36
	白小麦面面包	105.8		柑	43
	白小麦面馒头	88.1		葡萄	43
豆类	扁豆	18.5		猕猴桃	52
	绿豆	2702		芒果	55
	冻豆腐	22.3		菠萝	66
	豆腐干	23.7		西瓜	72
	炖鲜豆腐	31.9	糖类	果糖	23
	绿豆挂面	33.4		乳糖	46
	黄豆挂面	66.2		蔗糖	65
水果	樱桃	22		蜂糖	73
	李子	24		白糖	83.8
	柚子	25		葡萄糖	97
	鲜桃	28		麦芽糖	105

(四)糖尿病患者饮食设计的一般方法

1. 饮食分配和餐次安排　一日至少保证三餐，早、中、晚餐能量按 25％、40％、35％的比例分配。在体力活动量稳定的情况下，饮食要做到定时、定量。

注射胰岛素或易发生低血糖者，要求在三餐之间加餐，加餐量应从正餐的总量中扣除，做到加餐不加量。不用胰岛素治疗的患者也可酌情用少食多餐、分散进食的方法，以降低单次餐后血糖。

2. 食物的多样化与烹饪方法　在烹调方法上多采用蒸、煮、烧、烤、凉拌的方法，避免食用油炸的食物。

3. 低盐　每日盐的摄入量应控制在 6g 以下。

4. 植物油　宜用植物油，如菜子油、豆油、葵花子油、玉米油、橄榄油、芝麻油、色拉油，忌食动物油、猪皮、鸡皮、鸭皮、奶油。植物油也应该限量。

第六节　痛　风

痛风是由于嘌呤代谢障碍及（或）尿酸排泄减少其代谢产物尿酸在血液中积聚，因血浆尿酸浓度超过饱和限度而引起组织损伤的一组疾病。临床主要表现包括：无症状的高尿酸血症；特征性急性发作的关节炎，关节滑液中的白细胞内含有尿酸钠晶体痛风石(尿酸钠结晶的聚集物)主要沉积在关节内及关节周围，有时可导致畸形或残疾、肾尿酸结石或痛风性肾实质病变，以上表现可以不同的组合方式出现。高尿酸血症是痛风最重要的诊断依据。

一、流行病学

痛风首先在西方富有的学者、名人中发现，有"富贵病"之称。20世纪80年代，欧洲痛风患病率仅占总人口的0.13%～0.36%，美国为0.30%，至1993年Star和1995年Harris分别报道英国和美国患病率平均已达到总人口的1%。最近美国一份调查报告显示，平均血尿酸正常高限男性为0.48mmol/L(81mg/L)，女性为0.43mmol/L(72mg/L)。第二次世界大战后，随着经济的发展和膳食结构的改变，亚洲各国如日本、印尼等痛风患病率也不断上升。1997年上海对2103名居民调查结果显示，高尿酸血症占10.1%，痛风患病率达0.30%。

二、病因及发病机制

正常人每天产生的尿酸如果生成速率与排出率相当，则血尿酸值可保持在稳定状态，如嘌呤合成代谢增高及(或)尿酸排泄减少是血清尿酸值增高的重要机制，高尿酸血症分为原发性和继发性两种。临床营养治疗侧重于原发性。

(一)遗传因素

古代即发现痛风有家族性发病倾向，原发性痛风患者中，10%～25%有痛风家族史，而痛风患者近亲中发现有15%～25%患高尿酸血症。因此认为原发性痛风是常染色体显性遗传，高尿酸血症的遗传可能为多基因的。多种因素，如种族、年龄、性别、饮食及肾功能等，均可影响痛风遗传的表现形式。

目前已发现有两种先天性嘌呤代谢异常症是性连锁的遗传，即次黄嘌呤—鸟嘌呤磷酸核苷转移酶(HGPRT)缺乏型及5-磷酸核糖-1-焦酸合成酶活性过高型，女性为携带者，男性发病，但这在原发性痛风中仅占1%～2%。

(二)环境因素

痛风虽与遗传有一定关系，但大部分病例没有遗传史，环境因素如饮食、酒精、疾病等会造成种族和地域间的差别。凡使嘌呤合成代谢或尿酸生成增加，及(或)使尿酸排泄减少的缺陷、疾病或药物，均可导致高尿酸血症，例如高嘌呤饮食、酒精、饥饿；疾病如肥胖、高血压病、慢性肾衰、糖尿病酸中毒；药物如利尿剂、小剂量水杨酸、滥用泻药等。在原发性高尿酸血症和痛风患者中90%是由于尿酸排泄减少，尿酸生成一般正常，患者的肾功能其他方面均正常，尿酸排泄减少主要是由于肾小管分泌尿酸减少所致，肾小管重吸收增加亦可能参与。

常见的诱发因素有：激烈肌肉运动、酗酒、缺氧、外科手术、放疗化疗、受凉、减体重过快、间断性饥饿减体重等。其原因是由于ATP加速分解，其代谢产物即次黄嘌呤、黄嘌呤和尿酸明显增加所致。

继发性高尿酸血症和痛风的发病因素有：继发于其他先天性代谢紊乱疾病，如糖原累积病。

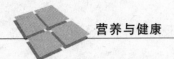

三、临床表现

典型的痛风病程经历四个阶段：①无症状性高尿酸血症；②急性痛风性关节炎；③间歇期；④痛风石与慢性痛风性关节炎。

（一）高尿酸血症

正常人血液中尿酸钠的饱和度上限，在体温 37℃，血 pH7.4 时，约为 0.38mmol/L（64mg/L）。女性高于 0.36mmol/L（60mg/L），男性高于 0.42mmol/L（70mg/L）即为高尿酸血症。无症状高尿酸血症是指血清尿酸水平升高，与有症状的痛风之间是有区别的，故不是痛风的同义词。它亦不是一种独立的疾病，有些无症状高尿酸血症可持续终生，称之为特发性高尿酸血症，随着血清尿酸浓度的升高，发展成为痛风的趋势就越高。

（二）急性痛风性关节炎

急性痛风性关节炎是痛风最常见的首发症状，典型症状是骤然起病，通常第一次发作是在夜间，85%～90%是单关节受累，最常侵犯的部位是第一跖趾。在几小时之内，受累关节变得热、暗红、肿胀、刀割或咬噬样疼痛，疼痛高峰可持续 24～48 小时，病程持续时间可在数小时或数日不等。未经治疗的症状有自限性，症状消退时，关节部位有脱屑，肤色变暗。少数患者并不具备典型发作症状，其症状较轻，1～2 天即消失。如急性发作治疗不当，关节炎可迁延不愈或转移到其他关节。

（三）间歇期

在两次发作之间是间歇期，大多数患者第二次发作在 6 个月至 2 年之间，少数 5～10 年才复发，个别患者则无第二次发作。一般情况下，未经有效治疗的病例，发作频率增加，间歇期缩短，症状加剧，炎症持续时间延长，受累关节数目增加。有部分患者第一次发作直接进入亚急性期和慢性期而没有缓解期。

（四）痛风石与慢性痛风性关节炎

在未经治疗的患者从痛风首次发作到慢性症状出现或可见痛风石形成的时间是不同的。Hench 报告从 3～42 年不等，平均为 11.6 年。痛风石的沉积形成与高尿酸血症的程度或时间是正相关。痛风石的核心是尿酸钠，在其周围可出现慢性炎症反应，其内有巨噬细胞、上皮肉芽肿纤维增生等。痛风石为黄白色赘生物，形态无规则。痛风石可发生在许多部位，甚至可累及心脏，典型部位在耳轮、第一大足趾、指、腕、膝、肘等。它们直接侵犯关节及肌腱而使关节运动受限、造成肢体畸形和功能障碍，在未用药物治疗的痛风患者中，约有半数出现痛风石。

（五）痛风的肾脏病变

体内尿酸主要是由肾脏排泄，当嘌呤代谢紊乱，尿酸生成过多，出现高尿酸血症时，尿酸盐在肾脏内沉积可引起肾脏的病变。20%左右的痛风病人有慢性进展性肾脏病，这种肾病与病程的长短及治疗控制的好坏有直接关系。临床表现有腰痛、浮肿、高血压、轻度蛋白尿、尿呈酸性或血尿等，晚期可出现氮质血症及尿毒症。如早期诊断并治疗恰当，肾脏病变可减轻或停止发展，区别于其他病因引起的不可逆的肾脏病变。

(六)肾结石

尿酸肾结石是由于尿酸结晶沉积在肾及尿路，形成泥沙样、砂砾状或大的结石。原发性痛风患者中约 20% 有尿酸结石，男性较女性多见。肾结石的症状因结石的大小、形状、部位而异，其主要表现为疼痛，40%～50% 患者有腰及上腹部间歇发作性疼痛，当结石进入肾盂输尿管连接处或输尿管时，引起剧烈蠕动，促使肾结石排出而可能出现绞痛，绞痛突然发作时，可出现面色苍白、出冷汗、虚脱等。肾结石疼痛时，常伴有肉眼或镜下血尿，有的并发尿路感染。

四、营养治疗

(一)限制总能量，保持适宜体重，避免和治疗超重或肥胖

流行病学和临床研究发现肥胖是高脂血症、高血压、高尿酸血症及痛风的共同发病因素之一。Mc Carry 观察到痛风患者中 52% 是肥胖者。高尿酸血症、高甘油三酯血症都与体重、相对体重、体质指数、腰臀围比(WHR)、腰臂比(WTR)等正相关。空腹胰岛素水平亦与体重呈正相关。

总能量一般给予 0.08～0.10MJ/(kg·d)[20～25kcal/(kg·d)]，如与当前实际摄入的能量比较，如相距不大，可立即按指导量执行；如差距较大，可分阶段减，每阶段减少 2.1MJ(500kcal)，并与实际活动消耗保持平衡，使体重逐步达到适宜体重，切忌减得过快，否则易导致机体产生大量酮体，酮体与尿酸相互竞争排出，使血尿酸水平升高，促使痛风急性发作。临床资料显示，肥胖的痛风患者，在缓慢稳定降低体重后，不仅血尿酸水平下降，尿酸清除率和尿酸转换率升高，尿酸池缩小，而且未引起痛风急性发作。据美国 Framingham 的研究资料表明，男子的相对体重减少 10%，可使血清尿酸下降 19.6mmol/L，血清葡萄糖下降 0.14mmol/L，血清胆固醇下降 0.292mmol/L，收缩压下降 6.6mmHg。

(二)多食用素食为主的碱性食物

尿液的 pH 值与尿酸盐的溶解度有关。当 pH 值在 5.0 时，每分钟只能溶解尿酸盐 60mg；pH6.0 时，尿酸盐可有 220mg 溶解；pH 在 6.6 时，几乎所有的尿酸盐呈溶解状态，但大部分痛风患者尿液的 pH 值常较低，尿酸过饱和易出现肾结石。有些食物含有较多的钠、钾、钙、镁等元素，在体内氧化生成碱性离子，故称为碱性食物，属于此类的食物有：各种蔬菜、水果、鲜果汁、马铃薯、甘薯、海藻、紫菜、海带等，增加碱性食物的摄入量，使尿液 pH 值升高，有利于尿酸盐的溶解，西瓜与冬瓜不但属碱性食物，且有利尿作用，对痛风治疗有利；必要时每天补充 1 000 毫克的钙剂和 200 毫克维生素 C。

(三)合理的膳食结构

在总能量限制的前提下，蛋白质的热比为 10%～15%，或每公斤理想体重给予 0.8～1.0g，蛋白质不宜过多，因为合成嘌呤核苷酸需要氨基酸作为原料，高蛋白食物可过量提供氨基酸，使嘌呤合成增加，尿酸生成也多，高蛋白饮食可能诱发痛风发作。脂肪热比<30%，其中饱和、单不饱和、多不饱和脂肪酸比例约为 1:1:1，全日脂肪包括食物中的脂肪及烹调油在 50g 以内，碳水化合物热比 55%～65%。充足的碳水化合物可防止产生酮体。注意补充维生素与微量元素。

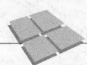

(四)液体摄入量充足

液体摄入量充足增加尿酸溶解，有利于尿酸排出，预防尿酸肾结石，延缓肾脏进行性损害，每日应饮水 2 000ml 以上，8～10 杯，为了防止夜尿浓缩，夜间亦应补充水分。饮料以普通开水、淡茶水、矿泉水、鲜果汁、菜汁、豆浆等为宜。

(五)禁酒

乙醇可抑制糖异生，尤其是空腹饮酒，使血乳酸和酮体浓度升高，乳酸和酮体可抑制肾小管分泌尿酸，使肾排泄尿酸降低。酗酒如与饥饿同时存在，常是痛风急性发作的诱因。饮酒过多，产生大量乙酰辅酶 A，使脂肪酸合成增加，使甘油三酯进一步升高。啤酒本身含大量嘌呤，可使血尿酸浓度增高。

(六)建立良好的饮食习惯

暴饮暴食，或一餐中进食大量肉类常是痛风性关节炎急性发作的诱因，要定时定量，也可少食多餐。注意烹调方法，少用刺激调味品，肉类煮后弃汤可减少嘌呤量。

(七)选择低嘌呤食物

由于外源性尿酸占体内总尿酸的 20%，严格的饮食控制只能使血尿酸下降 10～20mg/L，对改善高尿酸血症的作用有限，再加上药物治疗的进展，目前已不提倡长期采用严格的限制嘌呤的膳食。合理的饮食结构、适宜的体重、良好的饮食行为和生活方式是预防痛风的最有效措施。

一般人日常膳食摄入嘌呤为 600～1 000mg，在急性期，嘌呤摄入量应控制在150mg/d 以内，对于尽快终止急性痛风性关节炎发作，加强药物疗效均是有利的。在急性发作期，宜选用第一类含嘌呤少的食物，以牛奶及其制品，蛋类、蔬菜、水果、细粮为主。在缓解期，可适量选含嘌呤中等量的第二类食物，如肉类食用量每日不超过 120g，尤其不要集中一餐中进食过多。不论在急性或缓解期，均应避免含嘌呤高的第三类食物，如动物内脏、沙丁鱼、凤尾鱼、小鱼干、牡蛎、蛤蜊、浓肉汁、浓鸡汤及鱼汤、火锅汤等。

为了使用上的方便，一般将食物按嘌呤含量分为三类，供选择食物时参考：

1. 第一类　含嘌呤较少，每 100g 含量<50mg

(1)谷薯类：大米、米粉、小米、糯米、大麦、小麦、荞麦、富强粉、面粉、通心粉、挂面、面条、面包、馒头、麦片、白薯、马铃薯、芋头。

(2)蔬菜类：白菜、卷心菜、芥菜、芹菜、青菜叶、空心菜、芥蓝菜、茼蒿菜、韭菜、黄瓜、苦瓜、冬瓜、南瓜、丝瓜、西葫芦、菜花、茄子、豆芽菜、青椒、萝卜、胡萝卜、洋葱、番茄、莴苣、泡菜、咸菜、葱、姜、蒜头、荸荠、鲜蘑、四季豆、菠菜。

(3)水果类：橙、橘、苹果、梨、桃、西瓜、哈密瓜、香蕉、苹果汁、果冻、果干、糖、糖浆、果酱。

(4)乳类：鸡蛋、鸭蛋、皮蛋、牛奶、奶粉、酸奶、炼乳。

(5)坚果及其他：猪血、猪皮、海参、海蜇皮、海藻、红枣、葡萄干、木耳、蜂蜜、瓜子、杏仁、栗子、莲子、花生、核桃仁、花生酱、枸杞、茶、咖啡、碳酸氢钠、巧克力、可可、油脂(在限量中使用)。

2. 第二类　含嘌呤较高，每 100g 含 50～150mg

米糠、麦麸、麦胚、粗粮、绿豆、红豆、花豆、豌豆、菜豆、豆腐干、豆腐、黑豆、猪肉、牛肉、小牛肉、羊肉、鸡肉、兔肉、鸭、鹅、鸽、火鸡、火腿、牛舌。

鳝鱼、鳗鱼、鲤鱼、草鱼、鳕鱼、鲑鱼、黑鲳鱼、大比目鱼、鱼丸、虾、龙虾、乌贼、螃蟹、昆布。

3. 第三类　含嘌呤高的食物，每 100g 含 150～1 000mg

猪肝、牛肝、牛肾、猪小肠、脑、胰脏、白带鱼、沙丁鱼、凤尾鱼、鲢鱼、鲱鱼、鲭鱼、小鱼干、牡蛎、蛤蜊、浓肉汁、浓鸡汤及肉汤、火锅汤、酵母粉。

(八)药物与营养素的关系

痛风病人不宜使用降低尿酸排泄的维生素，有烟酸、维生素 B_1、维生素 B_{12}，除满足膳食营养素参考摄入量(DRIs)需要外，不宜长期大量补充这些维生素。用秋水仙碱、丙磺舒治疗时，避免摄入大剂量维生素 C，还要大量饮水促进尿酸排泄。

(九)慢性高尿酸血症肾病

如出现中度或重度肾功能不全，应给予低蛋白饮食，按 0.6g/(kg·d)，其中至少 1/2 属高生物效价。如无肥胖等因素，能量应充足，一般给予 126～146kJ/(kg·d)(30～35kcal/(kg·d))，以保证正氮平衡。对大多数患者，钠摄入 1 000～3 000mg(40～120mmol/d)，水摄入 1 500～3 000ml，钾不超过 70mmol/d，近年的研究显示大豆蛋白能减少肾损害，延缓慢性肾功能恶化方面的作用优于动物蛋白。

第七节　肥胖病

肥胖病是能量摄入超过能量消耗而导致体内脂肪积聚过多达到危害程度的一种慢性代谢性疾病。肥胖目前在全球范围内广泛流行，在欧洲、美国和澳大利亚等发达地区中，肥胖的患病率高，在我国，肥胖人数也日益增多，肥胖已经成为不可忽视的严重威胁国民健康的危险因素。

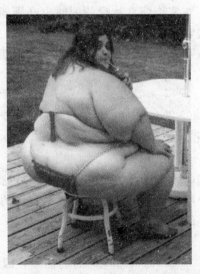

一、临床评价肥胖病的常用指标

(一)体质指数(BMI)

计算公式：体质指数(BMI)＝现在体重/身高^2(kg/m^2)

该指标考虑了身高和体重两个因素，常用来对成人体重过低、体重超重和肥胖进行分类，且不受性别影响，并且简便、实用，但是对于某些特殊人群如运动员等，BMI就不能准确反映超重和肥胖的程度。

(二)腰围(WC)

用来测定腹部脂肪的分布。测量方法是：双脚分开25～30cm，取髂前上棘和第十二肋下缘连线的中点，水平位绕腹一周，皮尺应紧贴软组织，但不压迫，测量值精确到0.1cm。腰围与身高无关，但与BMI和腰臀比紧密相关，是腹内脂肪量和总体脂肪的一个近似指标。

(三)腰臀比(WHR)

1. 测量方法　臀部最隆起的部位测得的身体水平周径为臀围，腰围与臀围之比称腰臀比。

2. 评价标准　男性＞0.9或女性＞0.8可诊断为中心性肥胖，但其分界值随年龄、性别、人种不同而不同。目前有用腰围代替腰臀比来预测向心性肥胖的倾向。

(四)标准体重

计算公式：标准体重(kg)＝身高(cm)－105

(五)皮肤皱褶厚度

对均匀性肥胖者来说，以皮下脂肪厚度判断的肥胖程度与用BMI判断的肥胖程度大致相同。测量皮下脂肪厚度可在一定程度上反映身体内的脂肪含量。

二、膳食与肥胖的治疗

膳食疗法是肥胖治疗的最基本的方法之一，无论采取其他哪种治疗方法，都必须辅助以膳食疗法；同样地，在实施膳食治疗的同时也必须辅助以运动疗法、行为疗法等其他治疗方法。一般来说，在膳食疗法开始后的1～2月，可减重3～4kg，此后可与运动疗法并用，保持每月减重1～2kg，这样可获得比较理想的治疗效果。膳食疗法可分为三种类型。

(一)节食疗法

每天摄入的能量在5 020～7 530kJ(1 200～1 800kcal)，其中脂肪占总能量20%、蛋白质20%～25%、碳水化合物55%。

(二)低能量疗法

每天摄入的能量在2 510～4 150kJ(600～1 000kcal)，脂肪＜20%，蛋白质20%。两种疗法主要适用于轻、中度肥胖者。肥胖者可根据自己的情况选择其中任何一种治疗方法，但是，最好在医生的指导下进行。

1. 控制能量的摄入量

1kg人体脂肪大约含有29 290kJ(7 000kcal)的能量，因此，减轻体重(脂肪)1kg，必须大约减少29 290kJ(7 000kcal)的能量摄入。如果每天减少能量摄入2 092～2 929kJ

（500～700kcal），则大约需要 14～10 天时间，才能实现减掉 1kg 脂肪的目标。一般来说，以在实际操作过程中，一般规定年轻男性每天能量的摄入底限为 6 690kJ（1 600kcal），年轻女性为 5 860kJ（1 400kcal）。

全天能量的分配：一日三餐，早餐 30％，午餐 40％，晚餐 30％。开始减肥阶段，为解决饥饿问题，可在午餐或早餐中留相当于 5％能量的食物，约折合主食 25g，在下午加餐。

2. 适当的营养素分配比例

（1）供能营养素的能量分配比例：由于限制了能量的摄入，所以要保证必需的营养素供给，才能保证人体正常的生理功能。在减肥过程中，三大供能营养素的分配是至关重要的。正常平衡膳食的三大营养素分配比例是蛋白质占总热能的 12％～15％，脂肪为 25％～28％，碳水化合物为 60％，而肥胖治疗膳食的三大营养素分配原则是蛋白质占总热能的 25％，脂肪占 15％，碳水化合物占 60％。在蛋白质的选择中，动物性蛋白质可占总蛋白质的 50％左右，烹调油应选择橄榄油、茶油、葵花子油、玉米油、花生油、豆油等。

（2）保证维生素和无机盐的供给：因为受摄入的能量限制，所以在膳食减肥时，常常会出现维生素和无机盐摄入不足的问题。容易缺乏的维生素主要有维生素 B_1、维生素 B_2、烟酸等，容易缺乏的无机盐有钙、铁等。为了防止维生素和无机盐缺乏病，在进行膳食治疗的过程中，必须注意合理的食物选择和搭配。新鲜蔬菜、水果、豆类、动物内脏如肝脏、牛奶等是维生素和无机盐的主要来源。另外，在医生的指导下，可以适当服用多种维生素和无机盐制剂。

（3）增加膳食纤维的供给：肥胖患者常有便秘的问题，适当增加膳食纤维的摄入不仅有助于缓解便秘，还可以减少脂肪和糖的吸收。所以提倡食用富含膳食纤维的食物，最好能保证每天的膳食纤维摄入量为 30g 左右，相当于 500～750g 绿叶蔬菜和 100g 粗杂粮中含的膳食纤维。

（4）戒酒：在进行膳食治疗时，最好不要饮酒，酒类主要含有乙醇，而不含其他营养素，1ml 乙醇可提供能量 7kcal，因此饮酒常常导致摄入的能量过高而使减肥失败。

3. 膳食习惯和行为的改变

纠正不良的膳食习惯是减肥成功的关键之一。肥胖者常见的不良膳食习惯有不吃早餐、而午餐和晚餐特别是晚餐进食过量；爱吃零食、甜食；进餐速度过快等。肥胖者应针对自己的这些不良习惯，提出相应的纠正方法对于减肥具有事半功倍的作用。

（三）肥胖的极低能量疗法

极低能量疗法主要适用于重度和恶性肥胖患者，实施极低能量疗法时，通常患者需要住院，在医生的密切观察下进行治疗。

如果因治疗的需要，每天摄入的能量控制在 2 510kJ（600kcal）以下则称为极低热量疗法，也称为半饥饿疗法。极低能量疗法不是肥胖膳食治疗的首选方法，而仅仅适用于节食疗法治疗不能奏效的肥胖患者或顽固性肥胖患者，而不适用于生长发育期的儿童、孕妇以及患有重要器官功能障碍的患者。

极低能量疗法的治疗时间通常为 4 周，最长不超过 8 周。严格地说，使用极低能量疗法治疗的患者必须住院，在医生的密切观察下接受治疗，不可在门诊或患者自己在家进行。在实施极低能量疗法之前，需要进行2～4周的临床观察，在这期间内确认使用极低能量疗法的必要性、可行性以及健康检查，然后转入极低能量疗法。

根据以往的研究结果，极低能量疗法在一周内男性可减重1.5～2.0kg，女性可减1.0～1.5kg，一个月可减7～10kg。在开始治疗的前2周，减重效果比较明显，此后减重的速度逐渐减慢。在治疗的前2周，主要丢失的是水分和瘦体组织，出现负氮平衡；在3～4周以后，负氮平衡逐渐恢复。如果在治疗开始后4周，氮平衡为负氮平衡，并且前白蛋白、视黄醇结合蛋白在正常值的下限以下，则应考虑停止极低热能疗法。另外如果在治疗过程中，出现进行性的贫血、肝功能异常、严重的电解质紊乱特别是低钙血症、心律不齐等症状，应及早停止极低热能疗法。

极低能量疗法的不良反应有较重的饥饿感、头痛、乏力、恶心、呕吐、腹痛、腹泻、注意力不集中，但是这些症状在治疗开始1周以后便逐渐缓解。在极低能量疗法停止以后，不可直接恢复到正常膳食，因为这样会突然加重肾脏负担，造成肾功能损害，另外为保证减轻体重以后不迅速反弹，可采用节食疗法继续进行减肥治疗，节食疗法可进行6～8周，在此期间体重可有反弹，但不会超过极低能量疗法之前的体重。如果有必要，可再度实施极低能量疗法。极低能量疗法在短期内的减肥效果是很明显的，但是在治疗后的1～2年，半数以上的患者出现体重大幅度的反弹，这是极低热量疗法的最大缺点。

三、运动在肥胖治疗中的作用

(一)运动调节能量平衡

肥胖是长期摄入能量大于消耗能量的结果，肥胖发生的是机体强大的调节机制经调节打破体重原来的稳定水平，又达到一个新的稳定状态。仅仅靠调节食物中的营养成分去破坏现在的稳定变化小而且慢。只有减少脂肪储存量，才能激动能量平衡的重新调整，运动的作用就是增加脂肪的氧化和燃烧。

(二)运动调节体脂肪

运动增加能量消耗，活跃骨骼肌增加对脂肪酸的摄取和氧化。快步行走1小时相当于静坐1小时能量消耗的几十倍，在不增加能量摄入的前提下，运动既减少体内脂肪又安全。

第八节　营养素与肿瘤

一、营养素与肿瘤

1. 脂类：高脂肪引起乳腺癌、结肠癌、前列腺癌
2. 膳食纤维：膳食纤维不足引起结肠癌
3. 维生素：维生素A、β-胡萝卜素、维生素C、维生素E不足引起肿瘤
4. 微量元素：锌、硒、钼、砷不足引起肿瘤
5. 植物性食物中的活性物质：叶绿素、多酚类、黄酮类等不足引起肿瘤

二、食物中的致癌物

1. 黄曲霉毒素污染
2. 亚硝胺及前身物
3. 蛋白质热解产物
4. 大量饮酒

三、肿瘤预防的膳食指导原则

1. 平衡膳食，控制总热能摄入。
2. 减少食物中致癌物和前致癌物的摄入。
3. 增加保护性营养素摄入：新鲜蔬菜、水果、豆制品、食用菌类。
4. 良好的饮食习惯，少饮酒，不吸烟。

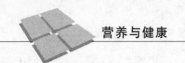

第九章　健康的生活方式

第一节　合理营养

一、什么是合理营养

这要从"营养"这个词说起。"营养"这个词可谓家喻户晓，但对它的确切含义未必准确了解。"营养"确切地说，应当是："生命体不断从外界摄取所需物质以维持生命活动的整个过程"。对人来说，就是"人从外界摄取食物，经过消化吸收和代谢，利用食物中人体所需要的物质以维持生命活动的整个过程"。从这一比较完整的定义可见，"营养"这个词的内涵还是比较广泛的。

什么是"合理营养"？"合理营养"至少应当包括三个合理：即合理的营养素组成、合理的烹调方式、合理的膳食制度。

二、合理营养的营养素组成

膳食组成也叫膳食结构，指的是一日三餐中所包括的食物种类和数量，而合理的膳食组成应当是膳食中所含的人体必需营养素种类齐全、数量充足、比例适当。其中，种类齐全和数量充足容易理解。就目前所知，人体的必需营养素有 42 种。这 42 种中的任何一种都不能缺乏，否则生命活动就不能正常进行，健康就得不到保证。问题是如何理解比例适当。

食品的种类

谷薯组	菜、果组	肉、蛋组	油脂组
谷薯类	蔬菜类	大豆类	坚果类
	水果类	奶制品	油脂类
		肉蛋类	

比例适当实际上指的就是膳食中所含营养素要均衡，而营养素是否均衡是合理营养的关键。例如，人体所需能量来源于糖类、脂肪和蛋白质三大营养素，也就是说，三大营养素在体内都可以产生能量，而在代谢过程中可以互相转化，但却不能完全互相代替，在均衡营养中应当有一个适当的比例分配。根据中国人的膳食习惯，由糖类提供的能量占总能量的 $60\% \sim 70\%$、脂肪提供的能量占 $20\% \sim 25\%$、蛋白质提供的能

量占 10％～15％为宜。若膳食中糖类含量太高，脂肪含量太少，膳食体积必然增大，但又不耐饿。日常生活中人们都会有这样的体验，一次吃大量山芋，当时会觉得肚子很胀，但很快就会觉得饿了。因为 1 克糖类在体内氧化可产生 16.7 千焦(4 千卡)能量，而 1 克脂肪在体内氧化可以产生 37.7 千焦(9 千卡)能量，就是说，以糖类作为能量来源，达到 37.7 千焦(9 千卡)时，摄入量就要增加 2.25 倍。另外，糖类过多、脂肪过少的膳食还会增加 B 族维生素的消耗，因为在糖类代谢过程中需要大量 B 族维生素，并会影响脂溶性维生素(维生素 A、维生素 D、维生素 E、维生素 K)的吸收，因为这几种维生素的吸收需要以脂肪作为溶剂。而脂肪过多、糖类过少的膳食又是诱发肥胖病、冠心病、结肠癌、乳腺癌等"富贵病"的危险因素。蛋白质过少会影响生长发育、疾病康复和免疫功能，过多又会增加肝、肾负担。总之，三大营养素之间有个均衡问题。三大营养素之间如此，其他微量营养素，如维生素之间、微量元素之间，乃至三大营养素与微量营养素之间，都有一个均衡问题。

什么样的营养算是均衡营养？有没有一个标准或者模式？确切地说，这仍然是一个有待不断深入探索的问题。但 2000 年"中国居民膳食营养素参考摄入量专家委员会"提出的《中国居民膳食营养素参考摄入量》可以作为判断营养是否合理的依据。例如，一个从事轻体力劳动的成年男子就可以根据表 9-1 提出的能量和对几种主要营养素参考摄入量来衡量营养是否合理。

表 9-1　成年男子轻体力劳动膳食能量和主要营养素参考摄入量

能量(千卡)	2 400	钙(毫克)	800	硒(微克)	50
蛋白质(克)	75	铁(毫克)	15	维生素 A(微克)	800
脂肪(占能量％)	20％～30％	锌(毫克)	15	维生素 D(微克)	5
维生素 E(毫克)	14	维生素 B_6(毫克)	1.2	叶酸(微克)	400
维生素 B_1(毫克)	1.4	维生素 B_{12}(微克)	2.4	泛酸(毫克)	5.0
维生素 B_2(毫克)	1.4	烟酸(毫克)	14	维生素 C(毫克)	100

以上是从膳食营养素的角度说的合理的膳食组成，而从食物的角度将在另一节里叙述。

三、合理的烹调方式

食物通常都要经过加工、烹调才能做成美味佳肴，而加工烹调过程中常常会造成营养素的损失，合理的烹调应当尽量减少营养素的损失。如做米饭时应尽量减少淘洗次数，淘米时不要用力搓洗，水温不可过高；煮饭时不要丢弃米汤；油炸面食会破坏面粉中很多的维生素，应尽量少吃油炸食品；蔬菜最好先洗后切，急火快炒，更不要把菜先煮或挤汁后再炒；煮菜汤时应在水烧开后再下菜。

四、合理的膳食制度

所谓膳食制度是指把全天的食物定量、定质、定时分配食用的一种制度。每日人体所需要的能量和各种营养素的数量不完全相同。加上大脑兴奋、抑制，以及胃肠对食物的排空时间与人体生理需要相适应，并有一定的规律性。

进餐间隔时间不宜过长，也不要过短。一般来说，混合膳食胃排空时间约 4～5 小时。间隔时间过长，会引起饥饿感，血糖降低，影响工作效率。间隔时间太短则没有食欲，而且容易导致消化不良。大多数人一天的主要工作在上午，因此要特别注意早餐，不吃早餐不仅会影响工作效率，还会对身体造成损害。

按中国人的膳食习惯以一日三餐为好。三餐的食物分配，按能量计，早餐摄入全天总能量的 30%，午餐 40%，晚餐 30%。

第二节　平衡膳食

一、什么是平衡膳食

平衡膳食实际上包括两层意思，一层意思是指摄入的食物与消耗保持平衡；另一层意思是指膳食中各种食物之间保持平衡，避免某一种或一类食物过多或过少。例如，鸡蛋营养很丰富，但吃得太多了，有胆固醇过剩的危险；又如蔬菜含丰富的维生素 C，蔬菜吃少了有发生维生素 C 缺乏的可能。所以，平衡膳食是合理营养的保证。

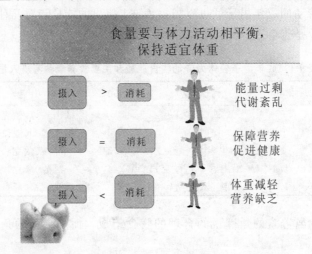

二、平衡膳食的组成

按照我国人民的膳食习惯，每人每日摄入的各类食物大体为：谷类 300～500 克，蔬菜 400～500 克，水果 100～200 克，肉、禽 50～100 克，蛋类 25～50 克，鱼、虾 50克，豆类及豆制品 50 克，奶类及奶制品 100 克，油脂 25 克。这样的膳食既不会发生营养缺乏，也不会导致营养过剩。

第三节　中国居民膳食指南

一、食物多样、谷类为主

各类食物所含的营养成分不完全相同。除母乳外，任何一种天然食物都不能提供人体所需的全部营养素。平衡膳食必须由多种食物组成。

谷类食物是中国传统膳食的主体，有助于防止发达国家膳食的弊端（能量和脂肪过高），预防慢性病。

要注意粗细搭配，经常吃一些粗粮、杂粮等。稻米、小麦不要碾磨太精，防止维生素、矿物质及膳食纤维等营养素损失。

二、多吃蔬菜、水果和薯类

蔬菜、水果和薯类含有丰富的维生素、矿物质和膳食纤维。红、黄、绿等深色蔬菜中维生素含量超过浅色蔬菜和一般水果，是胡萝卜素、维生素 B_2、维生素 C 和叶酸、矿物质、膳食纤维和天然抗氧化物的主要来源。

薯类含有丰富的淀粉、膳食纤维，以及多种维生素和矿物质。含丰富蔬菜、水果和薯类的膳食，对保持心血管健康，增强抗病能力，减少儿童发生干眼病的危险及预防某些癌症等方面，有重要的作用。

三、常吃奶类、豆类及其制品

奶类、豆类及其制品含丰富的优质蛋白质和钙，且利用率很高，是天然钙质的极好来源。

居民膳食提供的钙普遍偏低，平均只达到推荐供给量的一半左右。

豆类含丰富的维生素 B_1、维生素 B_2、烟酸等。

四、经常吃适量鱼、禽、蛋、瘦肉，少吃肥肉和荤油

鱼、禽、蛋、瘦肉等动物性食物是优质蛋白质、脂溶维生素和矿物质的良好来源。

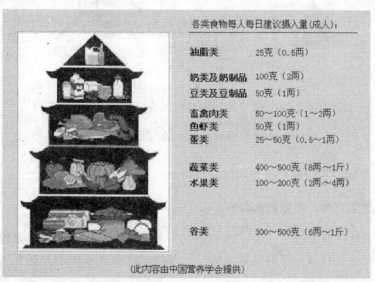

各类食物每人每日建议摄入量(成人)：

油脂类	25克（0.5两）
奶类及奶制品	100克（2两）
豆类及豆制品	50克（1两）
畜禽肉类	50~100克（1~2两）
鱼虾类	50克（1两）
蛋类	25~50克（0.5~1两）
蔬菜类	400~500克（8两~1斤）
水果类	100~200克（2两~4两）
谷类	300~500克（6两~1斤）

（此内容由中国营养学会提供）

有些脏器如脑、肾等所含胆固醇相当高，对预防心血管系统疾病不利。

肥肉和荤油为高能量和高脂肪食物，摄入过多往往会引起肥胖，并是某些慢性病的危险因素，应当少吃。猪肉脂肪含量高，提倡吃鸡、鱼、兔、牛肉等动物性蛋白质较高、脂肪较低的食物。

五、食量与体力活动要平衡，保持适宜体重

进食量与体力活动是控制体重的两个主要因素。食量过大活动量不足，多余的能量会在体内形成脂肪造成肥胖。

要保持食量与能量消耗之间的平衡，运动会增强心血管和呼吸系统的功能，保持良好的生理状态、提高工作效率、调节食欲、强壮骨骼、预防骨质疏松。

六、吃清淡少盐的膳食

吃清淡膳食有利于健康，即不要太咸、不要过多的动物性食物和油炸、烟熏食物，城市居民油脂的摄入量越来越高，不利于健康。

居民食盐摄入量过多，平均值是世界卫生组织建议值的两倍以上。应从幼年就养成吃少盐膳食的习惯。

七、饮酒应限量

高度酒含能量高，不含其他营养素。无节制地饮酒，会使食欲下降，食物摄入减少，以致发生多种营养素缺乏，严重时还会造成酒精性肝硬化，增加患高血压、中风等危险，并可导致事故及暴力的增加，对个人健康和社会都是有害的。严禁酗酒，若饮酒可少量饮用低度酒，青少年不应饮酒。

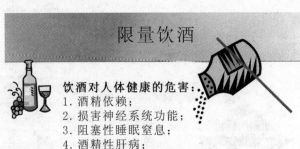

限量饮酒

饮酒对人体健康的危害：
1. 酒精依赖；
2. 损害神经系统功能；
3. 阻塞性睡眠窒息；
4. 酒精性肝病；
5. 引起胰腺炎症，损害胰岛功能；
6. 长期饮酒加速糖尿病血管硬化及高血压的发生、发展；
7. 影响酶的活性，使脂肪转化增加，引起肥胖。

八、吃清洁卫生、不变质的食物

在选购食物时应选择外观好，没有泥污、杂质，没有变色、变味并符合卫生标准的食物，严把病从口入关。进餐要注意卫生条件，包括进餐环境、餐具和供餐者的健康卫生状况。

集体用餐要提倡分餐制，减少疾病传染的机会。

第四节　保持良好的心态

一、心理状态

心理状态是指在一定时间内心理活动的综合表现。我们常说"人逢喜事精神爽"，这是形容人遇上了高兴的事而心情舒畅的一句话，这句话说的就是人当时的心理状态。这种心理状态使这个人表现出感受性特别强、思维活跃、记忆良好、情绪开朗、做事果断等，即出现精神上的振奋状态。比如唐代诗人孟郊考中进士时写的诗句"春风得意马蹄疾，一日看尽长安花"。生动地描绘了他当时那种得意的心理状态。相反，有的人在一段时间里表现出沉默寡言、心情压抑、感受力下降、思维迟钝、智力减退、注意力不稳定等，则是表现为沮丧、消沉的另一类的心理状态。

任何一种心理状态既有心理过程成分，也有个性心理特征参与。心理状态一经产生，其持续时间不像心理过程那么短暂，也不如个性心理特征那么持久、恒定。人的心理状态具有很大的情景性，所谓"触景生情"，这里所产生的不仅是一种感情，而是整个心理状态。同样的一些因素，对不同的人可以引起不同的心理状态；同类心理状态，在不同人身上表现也带有浓烈的个性色彩。如对挫折产生内疚、自责等心理状态的人，性格多属内向、顺从型，而对挫折处之泰然的人，往往是机灵、好动、自信心强的人。任何一种心理状态都会露于形色而难以掩饰。

二、心理健康的标准

1. 精力充沛，能从容不迫地应付日常生活和工作；
2. 处事乐观，态度积极，乐于承担任务，不挑剔；
3. 善于休息，睡眠良好；
4. 应变能力强，能适应各种环境的变化；

三、保持良好的心态的方法

1. 童心不泯，率直纯真
2. 诚挚待人，怡然自赴
3. 拒绝杞人忧天，不再庸人自扰
4. 抒发压抑感受，清理情绪垃圾
5. 宁做李太白，不学林黛玉
6. 把握现实，重视此时此地
7. 生活有目标，实施按计划
8. 目标合适，韧性战斗
9. 把握人生的意义，奉献创新进取
10. 尊重自己，亲近他人

以上 10 条，可以看做是我们保持良好心情和愉快生活的守则。每个想追求愉快生活的人，得先从思想上做好准备。成竹在胸，碰到了矛盾主动调适，按照上述格言去做，矛盾当可化解。

第五节　适量运动

一、运动对身体适应能力的作用

1. 对新陈代谢的作用

在体育锻炼的过程中，机体的生理活动有两大特点，一是能量消耗大，如 100 米短跑的能量消耗率为 3.14 千焦/(千克·分)(0.75 卡/千克·分)，为安静时的 10 余倍。二是伴有氧债，氧债是指机体需氧量与供氧量之间的差值，在体育锻炼中产生的氧债，在体育锻炼后当然要偿还，即体育锻炼后要继续供给较安静状态时需氧量为多的氧。此外，体育锻炼时能量消耗增大，促进了机体消化吸收的过程及能量的代谢，并且所恢复的能量超过体育锻炼时消耗的能量，即"超量恢复"现象。消耗越多，超量恢复越明显。"超量恢复"促使机体需要摄取更多的营养物质，加上体育锻炼时呼吸肌运动增强，而对腹壁、胃肠的机械按摩作用，从而使机体的消化功能增强。因此，长期体育锻炼可促进人体的生长发育，如提高身高、体重、胸围、肺活量等。

2. 对心血管系统的作用

在体育锻炼的过程中，心肌兴奋性提高，冠状动脉扩张，肌凝蛋白的 ATP 酶活性增强，肌凝蛋白与肌纤蛋白的相互作用增强，从而提高心肌的收缩力。长期体育锻炼可使心肌糖原含量、肌红蛋白、己糖激酶活性增加和心肌摄取血糖的能力增加，氧化血乳酸的能力和组织呼吸能力增强，长期体育锻炼使心肌纤维增粗、心脏壁增厚、收缩力增强，因而心脏每搏量增加，安静心率变慢，心脏的功能储备提高。还可减少脂类代谢产物在血管壁的沉积，提高血管壁的弹性，起到预防高血压和冠心病的作用。

3. 对呼吸系统的作用

在体育锻炼过程中，由于肌肉活动使机体对氧的需求增大，同时产生的二氧化碳增加，因而刺激呼吸中枢，使呼吸加深加快以摄取更多的氧和排出过多的二氧化碳。所以体育锻炼时，肺泡张开的数量增多(平时仅 1/20 张开)，呼吸频率可达 40～50 次/分(平时为 12～16 次/分)，每次吸入的空气量可达 2.5 升(安静时为 0.5 升)，深度为安静时的 5 倍；每分钟通气量可达 70～120 升(安静时为 6～8 升)。长期坚持体育锻炼者主要靠增加肺活量来适应机体对氧的需求，缺乏体育锻炼者则靠增加呼吸频率来维持。因此，长期体育锻炼使呼吸肌发达，胸廓运动和膈肌收缩幅度增大，胸腔容积增大，从而使肺活量增大。肺活量能反映肺的贮备力量和适应能力，也能反映呼吸器官的最大工作能力，可作为呼吸功能的指标之一。

4. 对其他组织、器官及系统的作用

长期体育锻炼可使肌纤维变粗，体积增大，弹性增强，肌肉活动的力量和耐力得以提高；韧带更富韧性和弹性，使关节活动范围增大而坚固；通过对骨的机械压力刺激和改善骨的血液供应，促进骨的发育和加速骨钙化，使骨密度增强，骨密质增厚和骨松质小梁的排列更宜承受外力。由于体育锻炼使骨骼和肌肉发育良好，改变了身体成分的组成，使得瘦体重增加，体脂肪减少。体育锻炼还可使人的兴奋与抑制过程增

强，共济运动协调，神经细胞反应灵活。如视觉运动反应时、听觉运动反应时等指标，运动员较普通人快 3～5 倍。参与体育锻炼与课堂学习的兴奋中枢不同，体育锻炼可使大脑皮质兴奋区与抑制区交替，恢复脑力的疲劳，稳定情绪，提高脑力工作能力。此外，体育锻炼可调节一些激素的分泌和增强机体非特异性免疫功能，如增加促生长激素、肾上腺皮质激素等的分泌和提高中性粒细胞的吞噬能力。

在中等强度运动负荷的条件下，持续相当时间（15 分钟以上）的周期性运动，称之为有氧运动，这是由于持续时间较长的非极限负荷的运动，生理功能上以有氧代谢为主。有氧运动反映呼吸、心血管系统吸取和运送氧及机体代谢的能力。因此，有氧运动有助于呼吸和心血管功能的提高及促进新陈代谢，对增进健康和预防心脑血管疾病具有积极的作用。人体在极限运动状态下吸收和利用氧的能力为最大有氧工作能力，评价指标常用最大吸氧量。

二、运动不足对身体的危害

俗话说"生命在于运动"。体育锻炼可促进机体新陈代谢，增强各系统、各器官的生理功能，是中老年健康长寿，青少年健康成长、正常发育必不可少的重要手段。而运动不足将造成心肺功能下降，肌力减弱，脂肪堆积，从而增加多种疾病发生的危险性，给健康带来严重的危害，具体表现在以下几个方面：①骨质疏松症，易骨折，颈、肩、腰痛。②肌肉力量下降：颈部、肩、腰部肌力下降，易损伤。③运动中易疲劳。④耐力下降。⑤机体提供氧气能力下降，呼吸系统功能减退。⑥血液流量减慢。⑦心脏功能低下。⑧心脏活动量减低，负担增加。⑨糖尿病、高脂血症、高尿酸血症。⑩能量消耗量减少，体内多余脂肪堆积，肥胖症。⑪血液中总胆固醇过高。

三、要合理安排运动量

健身锻炼，必须掌握适宜的运动限度，进行有规律的锻炼，才能确保安全和达到效果。因此，开始锻炼的强度和时间应比较小和短，而且应有 6 星期左右的适应阶段。特别是对于老年人来说，重要的是运动的频度，直到有足够的适应能力，再增加运动强度，并要从低而有效的限度开始，缓慢进行。老年人运动处方强度标准，应以其运动负荷实验的成绩为标准。初期心率 110 次/分，运动后收缩期血压在 180mmHg（24kPa）以下及主观运动强度（RPE）。

四、做好准备活动及整理活动

运动医学和运动训练要求，一个安全、有效、科学的健身锻炼程序应由四部分组成：①准备活动。②有氧运动。③徒手或负重的肌力练习。④整理活动。可见准备活动和整理活动是体育锻炼时不可缺少的，而且每次锻炼都要充分做好。年龄越大，锻炼前的准备活动越重要，这不仅有助于提高锻炼效果，对于防止运动伤害事故也有重要意义。

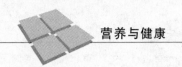

第六节　养成良好的生活习惯

一、提高人体免疫力的蔬菜、水果和食物

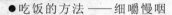

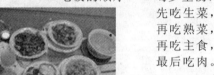

● 吃饭的方法 —— 细嚼慢咽

● 吃饭的顺序 —— 喝少量汤，
先吃生菜，
再吃熟菜，
再吃主食，
最后吃肉。

据日本科学家的研究，大蒜、紫菜、洋葱、姜、卷心菜、菠菜、胡萝卜、茄子、芹菜、青椒、黄瓜、萝卜等日常食用的蔬菜或多或少含有增加"巨噬细胞"活性的成分。巨噬细胞是人体的第一道免疫防线，它的活性对人体非常重要。在健康人体中，蔬菜的这种作用并不明显，但在免疫系统功能低下的人当中表现得特别明显。也就是说，吃这些蔬菜并不会使正常人莫名其妙地升高白细胞，但对因化疗、放疗导致白细胞降低的病人和抵抗力差的体弱者最有效果。研究还发现卷心菜、茄子、萝卜、菠菜、黄瓜等蔬菜对增加一种免疫因子"肿瘤坏死因子"的生成有明显的促进作用，紫菜、海带、裙带菜等也具有极好的效果。随着人体的老化，这些免疫因子的生成能力下降。此时，通过食物来提高人体抵抗力就显得更为重要。在常见的水果中，以苹果增加白细胞的能力最强，猕猴桃、菠萝、柠檬、草莓、蜜橘、柿子等也有作用；香蕉的肿瘤坏死因子生成活性最强，西瓜、葡萄、梨也有效。然而总的来说，水果免疫力的效果较蔬菜稍有逊色。可见，天然新鲜食物对人体有意想不到的营养和保健功能。老年人更要注意食物的多样化，特别是要吃多种多样的蔬菜。每日最好能够吃到 500 克蔬菜，其中一半是深绿色叶菜，以保证充足的营养素供应；另一半可以是各种浅色蔬菜，保证各种生理活性物质的供应。水果、蔬菜含有丰富的维生素C、矿物质、叶绿素等，具有增强机体免疫力的功效。如草莓，有"水果皇后"之美称，富含维生素C、矿物质等，具有润肺、清热等作用。香蕉，能润肠通便、解毒除燥等。各种蔬菜都可补充人体所需的维生素和矿物质，是维持健康不可缺少的食品。像黄瓜、西红柿、小葱、萝卜等生食效果更理想。特别值得一提的是大蒜，因它有大蒜素，能抑制病菌的繁殖，具有很好的抗癌作用。

二、讲究午睡科学与保健

对大多数人(特别是年轻人和小孩)来说，午睡有利于健康，能够补充精力，恢复体力。

1. 怎样午睡更科学

(1)午睡的时间不宜过长，最好保持在 30～60 分钟，特别是饭后不要立即躺下，要休息 15～30 分钟再睡。

(2)不要在风口睡，睡时以右侧卧位为佳；仰卧时不要把手压在胸上，避免俯卧。

(3)如果天气寒冷，也不要用被子蒙住头睡，否则会吸入过多的二氧化碳，使脑细胞缺氧。

(4)睡后不要立即起床，动作要慢。

建议做到几个半分钟：即醒后不要马上起床，先在床上躺半分钟；从床上坐起后在床边双腿下垂坐半分钟；靠床边站半分钟然后再下床活动。这样渐进性的活动可以让身体各器官适应变化，即可减少猛然起床对血管的威胁，避免摔倒；又有利于心律的稳定，避免压力骤变发生不测。

也不妨洗一下脸，无论凉水还是热水都能从胃部抢回点儿血来，让缺少供血的大脑感觉不错。

2. 几种替代午睡的方法

平躺、静养、散步、眼保健操。

3. 午睡过后

午睡醒来后，不宜马上站起身，应慢慢坐起来，活动活动，过几分钟再进入工作状态。这时你可以采取嗅觉提神法。

用香味醒脑、可以咀嚼一些带有薄荷的口香糖，吃一点味道强劲的杏脯。喝茶、喝咖啡、不喝含糖饮料。

三、日常生活中的致癌"杀手"

癌症威胁着人类的健康，迄今为止，人们还没有找到完全治愈它的办法，癌症是令人恐怖的，也是值得我们重视的。只要我们在日常生活中做到防患于未然，癌症就不会有可乘之机。那么，日常生活中有哪些致癌因素呢？现简约地把它分为三种，即入口、入鼻、入皮。

1. 入口

病从口入，如果我们食用了不当的食物，致癌物质就会进入人体内。这些致癌食物是：

(1)含黄曲霉素的食物

黄曲霉素是引起胃癌、肝癌、食管癌的罪魁祸首，它是由发霉的粮食、花生所长出的黄曲霉菌产生的。所以，发霉的粮食、花生千万不能吃。

(2)含亚硝酸盐的食物

亚硝酸盐可导致食管癌和胃癌，它存在于腌制食品中，咸菜、咸肉、酸菜都含有亚硝酸盐。所以，腌制的食品应少吃为益。

(3)含苯并芘的食物

苯并芘也是一种重要的致癌物质。多次使用的高温植物油，烧焦或油炸过火的食物中都含有这种物质。所以，用过的油不宜再次使用。烧烤或油炸食品也不宜多吃。

（4）动物脂肪

过多的动物脂肪可导致大肠癌、生殖系统的癌症。因此，动物脂肪也不宜过多食用。

（5）含残留农药的蔬菜、水果

由于农作物大多使用农药，所以出售的农产品上一般都残留有农药。如果食用时不清洗干净，那些残留的杀虫剂进入人体内就会成为致癌"杀手"。

（6）自来水

自来水中的"杀菌剂"氯气会放出活性氯。它与水中的污染物发生化学作用生成一种氯化物。这种氯化物可诱发膀胱癌和直肠癌。所以，粗劣处理的或氯气味大的自来水不宜饮用。

2. 入鼻

鼻子是另外一张嘴，它也可吸入致癌物质。

（1）烟雾

香烟和食用油烟及石油气燃烧所产生的烟都含有致癌物质，无论是主动和被动吸入都对人体有害。

（2）涂料

涂料中的一些挥发性气体也可致癌。所以，刚装修的房子尤其是新房不宜立即入住。

3. 入皮

一些放射性物质可诱发癌症，其中以紫外线最为常见。紫外线辐射可诱发皮肤癌。特别是现在，大气层中的臭氧层被破坏，传达到地面的紫外线增多，皮肤直接接触阳光的时间不宜过长。夏季正午的阳光是最应防范的。

以上这些因素只是使患癌的概率增大，并不一定真的致癌。因为我们身体的防卫系统有抑制癌症发生的能力。正如美国癌症专家罗伯特·古德所说："科学的回答是，每个人每星期都可能得某种癌症，而每星期身体都要克服这种疾病，直到克服不了为止，之所以克服不了，是因为我们的免疫系统受到了精神负担的损害和削弱。"可见，在注意防范这些致癌因素的同时，更重要的是锻炼身体并保持愉快的心情。

四、养成习惯，长期坚持

膳食对健康的影响是长期的结果。应用平衡膳食宝塔需要自幼养成习惯，并坚持不懈，才能充分体现其对健康的重大促进作用。

附表 1

主要食物营养成分表

（每百克食物所含的成分）

类别	食物名称	蛋白质（克）	脂肪（克）	碳水化合物（克）	热量（千卡）	无机盐类（克）	钙（毫克）	磷（毫克）	铁（毫克）
谷类	大米	7.5	0.5	79	351	0.4	10	100	1.0
	小米	9.7	1.7	77	362	1.4	21	240	4.7
	高粱米	8.2	2.2	78	385	0.4	17	230	5.0
	玉蜀黍	8.5	4.3	73	365	1.7	22	210	1.6
	大麦仁	10.5	2.2	66	326	2.6	43	400	4.1
	面粉	12.0	0.8	70	339	1.5	22	180	7.6
干豆类	黄豆（大豆）	39.2	17.4	25	413	5.0	320	570	5.9
	青豆	37.3	18.3	30	434	5.0	240	530	5.4
	黑豆	49.8	12.1	19	384	4.0	250	450	10.5
	赤小豆	20.7	0.5	58	318	3.3	67	305	5.2
	绿豆	22.1	0.8	59	332	3.3	34	222	9.7
	花豇豆	22.6	2.1	58	341	2.5	100	456	7.9
	豌豆	24.0	1.0	58	339	2.9	57	225	0.8
	蚕豆	28.2	0.8	49	318	2.7	71	340	7.0
鲜豆类	青扁豆荚（鹊豆）	3.0	0.2	6	38	0.7	132	77	0.9
	白扁豆荚（刀子豆）	3.2	0.3	5	36	0.8	81	68	3.4
	四季豆（芸豆）	1.9	0.8	4	31	0.7	66	49	1.6
	豌豆（准豆、小寒豆）	7.2	0.3	12	80	0.9	13	90	0.8
	蚕豆（胡豆、佛豆）	9.0	0.7	11	86	1.2	15	217	1.7
	菜豆角	2.4	0.2	4	27	0.6	53	63	1.0
豆类制品	黄豆芽	11.5	2.0	7	92	1.4	68	102	6.4
	豆浆	1.6	0.7	1	17	0.2	—	—	—
	北豆腐	9.2	1.2	6	72	0.9	110	110	3.6
	豆腐乳	14.6	5.7	5	30	7.8	167	200	12.0
	绿豆芽	3.2	0.1	4	30	0.4	23	51	0.9
	豆腐渣	2.6	0.3	7	41	0.7	16	44	4.0

类别	食物名称	蛋白质（克）	脂肪（克）	碳水化合物（克）	热量（千卡）	无机盐类（克）	钙（毫克）	磷（毫克）	铁（毫克）
根茎类	小葱（火葱、麦葱）	1.4	0.3	5	28	0.8	63	28	1.0
	大葱（青葱）	1.0	0.3	6	31	0.3	12	46	0.6
	葱头（洋葱）	4.4	0.2	23	111	1.3	5	44	0.4
	芋头（土芝）	2.2	0.1	16	74	0.8	19	51	0.6
	红萝卜	2.0	0.4	5	32	1.4	19	23	1.9
	荸荠（乌芋）	1.5	0.1	21	91	1.5	5	68	0.5
	甘薯（红薯）	2.3	0.2	29	127	0.9	18	20	0.4
	藕	1.0	0.1	6	29	0.7	19	51	0.5
	白萝卜	0.6	—	6	26	0.8	49	34	0.5
	马铃薯（土豆、洋芋）	1.9	0.7	28	126	1.2	11	59	0.9
叶菜类	黄花菜（鲜金针菜）	2.9	0.5	12	64	1.2	73	69	1.4
	黄花（金针菜）	14.1	0.4	60	300	7.0	463	173	16.5
	菠菜	2.0	0.2	2	18	2.0	70	34	2.5
	韭菜	2.4	0.5	4	30	0.9	56	45	1.3
	苋菜	2.5	0.4	5	34	2.3	200	46	4.8
	油菜（胡菜）	2.0	0.1	4	25	1.4	140	52	3.4
	大白菜	1.4	0.3	3	19	0.7	33	42	0.4
	小白菜	1.1	0.1	2	13	0.8	86	27	1.2
	洋白菜（椰菜）	1.3	0.3	4	24	0.8	100	56	1.9
	香菜（芫荽）	2.0	0.3	7	39	1.5	170	49	5.6
	芹菜茎	2.2	0.3	2	20	1.0	160	61	8.5
菌类	蘑菇（鲜）	2.9	0.2	3	25	0.6	8	66	1.3
	口蘑（干）	35.6	1.4	23	247	16.2	100	162	32.0
	香菌（香菇）	13.0	1.8	54	384	4.8	124	415	25.3
海菜类	木耳（黑）	10.6	0.2	65	304	5.8	357	201	185.0
	海带（干，昆布）	8.2	0.1	57	262	12.9	2 250	—	150.0
	紫菜	24.5	0.9	31	230	30.3	330	440	32.0

续表

类别	食物名称	蛋白质（克）	脂肪（克）	碳水化合物（克）	热量（千卡）	无机盐类（克）	钙（毫克）	磷（毫克）	铁（毫克）
茄瓜果类	南瓜	0.8	—	3	15	0.5	27	22	0.2
	西葫芦	0.6	—	2	10	0.6	17	47	0.2
	瓠子（龙蛋瓜）	0.6	0.1	3	15	0.4	12	17	0.3
	丝瓜（布瓜）	1.5	0.1	5	27	0.5	28	45	0.8
	茄子	2.3	0.1	3	22	0.5	22	31	0.4
	冬瓜	0.4	—	2	10	0.3	19	12	0.3
	西瓜	1.2	—	4	21	0.2	6	10	0.2
	甜瓜	0.3	0.1	4	18	0.4	27	12	0.4
	菜瓜（地黄瓜）	0.9	—	2	12	0.3	24	11	0.2
	黄瓜	0.8	0.2	2	13	0.5	25	37	0.4
	西红柿（番茄）	0.6	0.3	2	13	0.4	8	32	0.4
水果类	柿	0.7	0.1	11	48	2.9	10	19	0.2
	枣	1.2	0.2	24	103	0.4	41	23	0.5
	苹果	0.2	0.6	15	60	0.2	11	9	0.3
	香蕉	1.2	0.6	20	90	0.7	10	35	0.2
	梨	0.1	0.1	12	49	0.3	5	6	0.2
	杏	0.9	—	10	44	0.6	26	24	0.8
	李	0.5	0.2	9	40	—	17	20	0.5
	桃	0.8	0.1	7	32	0.5	8	20	1.0
	樱桃	1.2	0.3	8	40	0.6	6	31	5.9
	葡萄	0.2	—	10	41	0.2	4	15	0.6
干果及坚果类	花生仁（炒熟）	26.5	44.8	20	589	3.1	71	399	2.0
	栗子（生及熟）	4.8	1.5	44	209	1.1	15	91	1.7
	杏仁（炒熟）	25.7	51	9	597	2.5	141	202	3.9
	菱角（生）	3.6	0.5	24	115	1.7	9	49	0.7
	红枣（干）	3.3	0.5	73	309	1.4	61	55	1.6

续表

类别	食物名称	蛋白质（克）	脂肪（克）	碳水化合物（克）	热量（千卡）	无机盐类（克）	钙（毫克）	磷（毫克）	铁（毫克）
走兽类	牛肉	20.1	10.2	—	172	1.1	7	170	0.9
	牛肝	18.9	2.6	9	135	0.9	13	400	9
	羊肉	11.1	28.8	0.5	306	0.9	11	129	2
	羊肝	18.5	7.2	4	155	1.4	9	414	6.6
	猪肉	16.9	29.2	1.1	335	0.9	11	170	0.4
	猪肝	20.1	4.0	2.9	128	1.8	11	270	25
乳类	牛奶（鲜）	3.1	3.5	4.6	62	0.7	120	90	0.1
	奶粉	25.6	26.7	35.6	48.5	—	900	—	0.8
	羊奶（鲜）	3.8	4.1	4.6	71	0.9	140	—	0.7
飞禽	鸡肉	23.3	1.2	—	104	1.1	11	190	1.5
	鸭肉	16.5	7.5	0.1	134	0.9	11	145	4.1
蛋类	鸡蛋（全）	14.8	11.6	—	164	1.1	55	210	2.7
	鸭蛋（全）	13	14.7	0.5	186	1.8	71	210	3.2
	咸鸭蛋（全）	11.3	13.2	3.3	178	6	102	214	3.6
爬虫	田鸡（青蛙）	11.9	0.3	0.2	51	0.6	22	159	1.3
	甲鱼	16.5	1	1.5	81	0.9	107	135	1.4
蛤类	河蟹	1.4	5.9	7.4	139	1.8	129	145	13.0
	明虾	20.6	0.7	0.2	90	1.5	35	150	0.1
	青虾	16.4	1.3	0.1	78	1.2	99	205	0.3
	虾米（河产及海产）	46.8	2	—	205	25.2	882	—	—
	田螺	10.7	1.2	3.8	69	3.3	357	191	19.8
	蛤蜊	10.8	1.6	4.8	77	3	37	82	14.2
鱼类	鲫鱼	13	1.1	0.1	62	0.8	54	20.3	2.5
	鲤鱼	18.1	1.6	0.2	88	1.1	28	17.6	1.3
	鳝鱼	17.9	0.5	—	76	0.6	27	4.6	4.6
	带鱼	15.9	3.4	1.5	100	1.1	48	53	2.3
	黄花鱼（石首鱼）	17.2	0.7	0.3	76	0.9	31	204	1.8

续表

类别	食物名称	蛋白质（克）	脂肪（克）	碳水化合物（克）	热量（千卡）	无机盐类（克）	钙（毫克）	磷（毫克）	铁（毫克）
油脂及其他	猪油（炼）	—	99	—	891	—	—	—	—
	芝麻油	—	100	—	900	—	—	—	—
	花生油	—	100	—	900	—	—	—	—
	芝麻酱	20.0	52.9	15	616	5.2	870	530	58
	豆油	—	100	—	900	—	—	—	—

附表 2

主要食物营养成分交换表

营养素简便互换表

本表是协和医院营养科在工作中成功运用的一套表格，简便易行，查看、换算非常方便，非常适合家政服务员使用。

组别	食品类别	重量/克	热能/千卡	蛋白质/克	脂肪/克	碳水化合物/克	主要营养素
谷薯组	1. 谷薯类	25	90	2.0	—	20.0	碳水化合物
菜果组	2. 蔬菜类	500	90	5.0	—	17.0	矿物质、 维生素 膳食纤维
	3. 水果类	200	90	1.0		21.0	
肉蛋组	4. 大豆类	25	90	9.0	4.0	4.0	蛋白质
	5. 奶 类	160	90	5.0	5.0	6.0	蛋白质
	6. 肉蛋类	50	90	9.0	6.0	—	蛋白质
油脂组	7. 坚果类	15	90	4.0	7.0	2.0	脂肪
	8. 油脂类	10	90	—	10.0		脂肪

谷、薯类食品的热能等值交换份表

食品名称	重量/克	食品名称	重量/克
大、小米、糯米、薏米	25	干粉条、干莲子	25
高粱米、玉米糁	25	油条、油饼、苏打饼干	25
面粉、米粉、玉米面	25	烧饼、烙饼、馒头	35
燕麦片、莜麦面	25	生面条、魔芋生面条	35
荞麦面、苦荞面	25	马铃薯	100
各种挂面、龙须面	25	湿粉皮	150
通心粉	25	鲜玉米	200
绿豆、红豆、芸豆	25		

注：每份谷、薯类提供蛋白质 2 克，碳水化合物 20 克，热能 90kcal(376kJ)。根茎类一律以净食部计算。

蔬菜类食品的热能等值交换份表

食品名称	重量/克	食品名称	重量/克
白菜、圆白菜、菠菜、油菜	500	白萝卜、青椒、茭白、冬笋	400
韭菜、茴香、茼蒿	500	倭瓜、南瓜、菜花	350
芹菜、苤蓝、莴苣、油菜苔	500	鲜豇豆、扁豆、洋葱、蒜苗	250
西葫芦、番茄、冬瓜、苦瓜	500	胡萝卜	200

续表

食 品 名 称	重量/克	食 品 名 称	重量/克
黄瓜、茄子、丝瓜	500	山药、荸荠、藕、凉薯	150
芥蓝菜、瓢菜	500	茨菰、百合、芋头	100
雍菜、苋菜、龙须菜	500	毛豆、鲜豌豆	70
绿豆芽、鲜蘑、水浸海带	500		

注：每份蔬菜类提供蛋白质 5 克，碳水化合物 17 克，热能 90kcal(376kJ)。每份蔬菜一律以净食部计算。

肉、蛋类食品的热能等值交换份表

食 品 名 称	重量/克	食 品 名 称	重量/克
热火腿、香肠	20	鸡蛋(1 个带壳)	60
肥瘦猪肉	25	鸭蛋、松花蛋(1 个带壳)	60
熟叉烧肉(无糖)、午餐肉	35	鹌鹑蛋(6 个带壳)	60
酱牛肉、酱鸭、大肉肠	35	鸡蛋清	150
瘦猪、牛、羊肉	50	带鱼	80
带骨排骨	50	草鲤鱼、甲鱼、比目鱼	80
鸭肉	50	大黄鱼、黑鲢、鲫鱼	80
鹅肉	50	对虾、青虾、鲜贝	80
兔肉	100	蟹肉、水发鱿鱼	100
鸡蛋粉	15	水发海参	350

注：每份肉蛋类食品提供蛋白质 9 克，脂肪 6 克，热能 90kcal(376kJ)。除蛋类为市品重量，其余一律以净食部计算。

大豆类食品的热能等值交换份表

食 品 名 称	重量/克	食 品 名 称	重量/克
腐竹	20	北豆腐	100
大豆	25	南豆腐(嫩豆腐)	150
大豆粉	25	豆浆	400
豆腐丝、豆腐干	50		

注：每份大豆及其制品提供蛋白质 9 克，脂肪 4 克，碳水化合物 4 克，热能 90kcal(376kJ)。

食物交换份

定义：把能提供 90 千克热量的食物重量称为 1 个食物交换份。

食物种类：四大类：谷薯组、菜果组、肉蛋组、油脂组。

八小类：谷薯类、蔬菜类、水果类、豆类、奶类、肉蛋类、坚果类、油脂类。

一个食物交换份(90大卡)＝10g 油脂＝15g 坚果类＝25g 谷薯＝25g 大豆＝50g 肉蛋＝100g 豆制品＝160ml 牛奶＝200g 水果＝500g 蔬菜。

互换原则：在同组食物中互换，做到饮食多样化。

等值谷薯类交换表

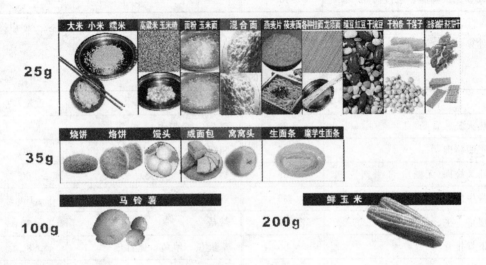

等值水果类交换表

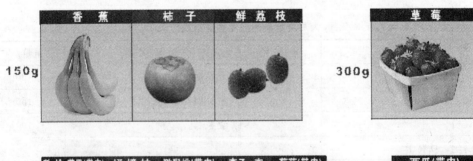

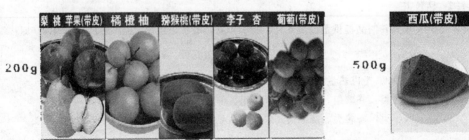

等值肉蛋类食品交换表

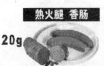

20g 熟火腿 香肠

25g 肥瘦猪肉 叉烧肉

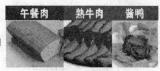

35g 午餐肉 熟牛肉 酱鸭

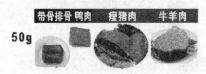

50g 带骨排骨 鸭肉 瘦猪肉 牛羊肉

60g 鸡蛋(带壳) 鸭蛋 松花蛋 鹌鹑蛋(6个)

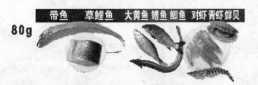

80g 带鱼 草鲤鱼 大黄鱼 鳝鱼 鲫鱼 对虾 青虾 鲜贝

100g 兔肉 蟹肉 鱿鱼

等值油脂类食品交换表

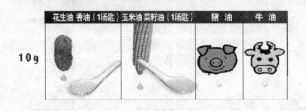

10g 花生油 香油(1汤匙) 玉米油 菜籽油(1汤匙) 猪油 牛油

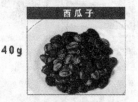

40g 西瓜子

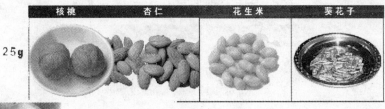

25g 核桃 杏仁 花生米 葵花子

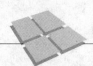

食物交换份图示

（以下食物所含的热量均为90千卡，即一个食物交换份）

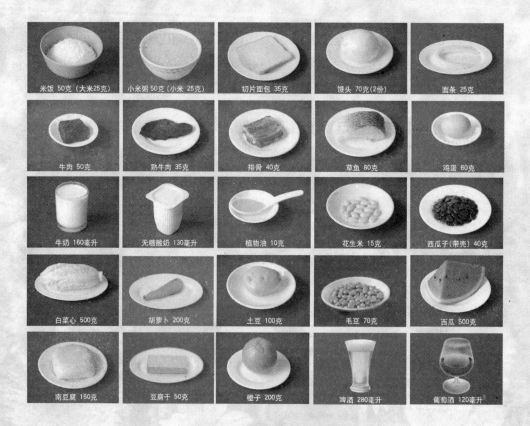

米饭 50克（大米25克） | 小米粥 50克（小米 25克） | 切片面包 35克 | 馒头 70克(2份) | 面条 25克

牛肉 50克 | 熟牛肉 35克 | 排骨 40克 | 草鱼 80克 | 鸡蛋 60克

牛奶 160毫升 | 无糖酸奶 130毫升 | 植物油 10克 | 花生米 15克 | 西瓜子(带壳) 40克

白菜心 500克 | 胡萝卜 200克 | 土豆 100克 | 毛豆 70克 | 西瓜 500克

南豆腐 150克 | 豆腐干 50克 | 橙子 200克 | 啤酒 280毫升 | 葡萄酒 120毫升

（以下为综合食品的热量）

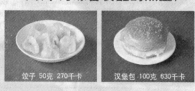

饺子 50克 270千卡 | 汉堡包 100克 630千卡

国家医学教育发展中心　　健康促进委员会宣

参考文献

[1] 何志谦. 人类营养学[M]. 北京：人民卫生出版社（第二版），2001.4.

[2] 赵霖. 营养配餐员教学资料[M]. 北京：中国劳动社会保障出版社，2003.4.

[3] 王汉亮. 健康管理咨询师培训参考资料. 北京：国家医学教育发展中心（非出版），2005.12.

[4] ［英］帕特里克·霍尔福德著，范志红译. 营养圣经[M]. 天津：天津教育出版社，2007.1.

[5] 林海峰. 健康一生[M]. 北京：中国物资出版社，2005.5.

[6] 徐声汉，陈佩杰，孟垂祥. 健康长寿五大要素[M]. 上海：上海科学技术出版社，2004.10.

[7] ［美］安德尔·戴维丝. 吃的科学观（非出版）.